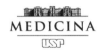

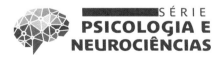

EDITORES DA SÉRIE
Cristiana Castanho de Almeida Rocca
Telma Pantano
Antonio de Pádua Serafim

Treino ocupacional para adultos com deficiência intelectual

AUTORAS
Natalie Torres de Matos
Ana Laura Alcantara Alves

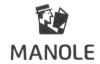

Copyright © Editora Manole Ltda., 2022, por meio de contrato com os editores e as autoras.

A edição desta obra foi financiada com recursos da Editora Manole Ltda., um projeto de iniciativa da Fundação Faculdade de Medicina em conjunto e com a anuência da Faculdade de Medicina da Universidade de São Paulo – FMUSP.

Logotipos   *Copyright* © Faculdade de Medicina da Universidade de São Paulo
              Copyright © Hospital das Clínicas – FMUSP
              Copyright © Instituto de Psiquiatria

Editora: Juliana Waku
Projeto gráfico: Departamento Editorial da Editora Manole
Capa: Ricardo Yoshiaki Nitta Rodrigues
Ilustrações: Freepik, iStockphoto

CIP-BRASIL. CATALOGAÇÃO NA PUBLICAÇÃO
SINDICATO NACIONAL DOS EDITORES DE LIVROS, RJ

M382t

    Matos, Natalie Torres de
    Treino ocupacional para adultos com deficiência intelectual / Natalie Torres de Matos, Ana Laura Alcantara Alves ; editores da série Cristiana Castanho de Almeida Rocca, Telma Pantano, Antonio de Pádua Serafim. - 1. ed. - Santana de Parnaíba [SP] : Manole, 2022.
    : il. ; 23 cm. (Psicologia e neurociências)

    Inclui bibliografia e índice
    ISBN 978-65-5576-564-9

    1. Saúde mental. 2. Doentes mentais - Reabilitação. 3. Terapia ocupacional. I. Alves, Ana Laura Alcantara. II. Rocca, Cristina Castanho de Almeida. III. Pantano, Telma. IV. Serafim, Antonio de Pádua. V. Título. VI. Série.

21-73796   CDD: 616.8906
                         CDU: 615.851.3:616.89

Meri Gleice Rodrigues de Souza - Bibliotecária - CRB-7/6439

Todos os direitos reservados.
Nenhuma parte deste livro poderá ser reproduzida, por qualquer processo, sem a permissão expressa dos editores. É proibida a reprodução por fotocópia.
A Editora Manole é filiada à ABDR – Associação Brasileira de Direitos Reprográficos.

1ª edição – 2022

Editora Manole Ltda.
Alameda América, 876
Tamboré – Santana de Parnaíba – SP – Brasil
CEP: 06543-315
Fone: (11) 4196-6000
www.manole.com.br | https://atendimento.manole.com.br/

Impresso no Brasil
Printed in Brazil

Treino ocupacional para adultos com deficiência intelectual

EDITORES DA
SÉRIE PSICOLOGIA E NEUROCIÊNCIAS

Cristiana Castanho de Almeida Rocca
Psicóloga Supervisora do Serviço de Psicologia e Neuropsicologia, e em atuação no Hospital Dia Infantil do Instituto de Psiquiatria do Hospital das Clínicas da Faculdade de Medicina da Universidade de São Paulo (IPq-HCFMUSP). Mestre e Doutora em Ciências pela FMUSP. Professora Colaboradora na FMUSP e Professora nos cursos de Neuropsicologia do IPq-HCFMUSP.

Telma Pantano
Fonoaudióloga e Psicopedagoga do Serviço de Psiquiatria Infantil do Hospital das Clínicas da Faculdade de Medicina da Universidade de São Paulo (HCFMUSP). Vice-coordenadora do Hospital Dia Infantil do Instituto de Psiquiatria do HCFMUSP e especialista em Linguagem. Mestre e Doutora em Ciências e Pós-doutora em Psiquiatria pela FMUSP. Master em Neurociências pela Universidade de Barcelona, Espanha. Professora e Coordenadora dos cursos de Neurociências e Neuroeducação pelo Centro de Estudos em Fonoaudiologia Clínica.

Antonio de Pádua Serafim
Diretor Técnico de Saúde do Serviço de Psicologia e Neuropsicologia e do Núcleo Forense do Instituto de Psiquiatria do Hospital das Clínicas da Faculdade de Medicina da Universidade de São Paulo (IPq-HCFMUSP). Professor Colaborador do Departamento de Psiquiatria da FMUSP. Professor do Programa de Neurociências e Comportamento do Instituto de Psicologia da Universidade de São Paulo (IPUSP). Professor do Programa de Pós-graduação em Psicologia da Saúde da Universidade Metodista de São Paulo (UMESP)

AUTORAS

Natalie Torres de Matos

Graduada em Terapia Ocupacional pela Pontifícia Universidade Católica de Campinas (PUCCAMP). Especialista em Gerontologia pela Universidade Federal de São Paulo (UNIFESP) e em Fisiologia do Exercício pela Universidade de São Paulo (USP). Especializada em Reabilitação Cognitiva – Funcional em Neuropsiquiatria e Saúde Mental. Mestranda em Ciências pela Faculdade de Medicina da Universidade de São Paulo (FMUSP). Terapeuta Ocupacional Encarregada do Serviço de Terapia Ocupacional do Instituto de Psiquiatria do Hospital das Clínicas da FMUSP (IPq-HCFMUSP). Terapeuta Ocupacional do Programa de Transtornos Alimentares (AMBULIM) do IPq-HCFMUSP. Terapeuta Ocupacional do Núcleo da Memória do Hospital Alemão Oswaldo Cruz. Terapeuta Ocupacional do Centro de Atenção Psicossocial Álcool e Drogas. Professora do Curso de Especialização de Terapia Ocupacional em Reabilitação Cognitiva – Funcional pelo IPq-HCFMUSP.

Ana Laura Alcantara Alves

Graduada em Terapia Ocupacional pela Universidade de São Paulo (USP-Ribeirão Preto). Terapeuta ocupacional do Centro de Reabilitação e Hospital Dia, da Enfermaria de Pacientes Agudos do Instituto de Psiquiatria do Hospital das Clínicas da Faculdade de Medicina da Universidade de São Paulo (IPq-HCFMUSP). Especialista pelo Método Terapia Ocupacional Dinâmica (MTOD-CETO). Pós-graduada em Psicopatologia Fenomenológica pela Faculdade de Ciências Médicas da Santa Casa de São Paulo. Aprimoramento em Saúde Mental do Hospital das Clínicas de Ribeirão Preto da USP. Professora do Curso de Especialização de Terapia Ocupacional em Reabilitação Cognitiva-Funcional pelo IPq-HCFMUSP. Terapeuta Ocupacional do PROESQ – Ambulatório de Esquizofrenia do CAISM-UNIFESP. Supervisora clínica na Especialização de Terapia Ocupacional a Clínica das Psicoses do PROESQ-CAISM-UNIFESP.

SUMÁRIO

Apresentação da Série Psicologia e Neurociências... XI
Introdução XIII

Sessão 1 1
Sessão 2 7
Sessão 3 13
Sessão 4 21
Sessão 5 29
Sessão 6 37
Sessão 7 43
Sessão 8 49
Sessão 9 57
Sessão 10... 63

Referências bibliográficas... 69
Materiais de apoio e breve consulta... 71
Índice remissivo.. 73
Slides.. 77

APRESENTAÇÃO DA SÉRIE

O processo do ciclo vital humano se caracteriza por um período significativo de aquisições e desenvolvimento de habilidades e competências, com maior destaque para a fase da infância e adolescência. Na fase adulta, a aquisição de habilidades continua, mas em menor intensidade, figurando mais a manutenção daquilo que foi aprendido. Em um terceiro estágio, vem o cenário do envelhecimento, que é marcado principalmente pelo declínio de várias habilidades. Este breve relato das etapas do ciclo vital, de maneira geral, contempla o que se define como um processo do desenvolvimento humano normal, ou seja, adquirimos capacidades, estas são mantidas por um tempo e declinam em outro.

No entanto, quando nos voltamos ao contexto dos transtornos mentais, é preciso considerar que tanto os sintomas como as dificuldades cognitivas configuram-se por impactos significativos na vida prática da pessoa portadora de um determinado quadro, bem como de sua família. Dados da Organização Mundial da Saúde (OMS) destacam que a maioria dos programas de desenvolvimento e da luta contra a pobreza não atinge as pessoas com transtornos mentais. Por exemplo, 75 a 85% dessa população não têm acesso a qualquer forma de tratamento da saúde mental. Deficiências mentais e psicológicas estão associadas a taxas de desemprego elevadas a patamares de 90%. Além disso, essas pessoas não têm acesso a oportunidades educacionais e profissionais para atender ao seu pleno potencial.

Os transtornos mentais representam uma das principais causas de incapacidade no mundo. Três das dez principais causas de incapacidade em pessoas entre as idades de 15 e 44 anos são decorrentes de transtornos mentais, e as outras causas são muitas vezes associadas com estes transtornos. Estudos tanto prospectivos quanto retrospectivos enfatizam que de maneira geral os transtornos mentais começam na infância e adolescência e se estendem à idade adulta.

Tem-se ainda que os problemas relativos à saúde mental são responsáveis por altas taxas de mortalidade e incapacidade, tendo participação em cerca de 8,8 a 16,6% do total da carga de doença em decorrência das condições de saúde em países de baixa e média renda, respectivamente. Podemos citar como exemplo a ocorrência da depressão, com projeções de ser a segunda maior causa de incidência de doenças em países de renda média e a terceira maior em países de baixa renda até 2030, segundo a OMS.

Entre os problemas prioritários de saúde mental, além da depressão estão a psicose, o suicídio, a epilepsia, as síndromes demenciais, os problemas decorrentes do uso de álcool e drogas e os transtornos mentais na infância e adolescência. Nos casos de crianças com quadros psiquiátricos, estas tendem a enfrentar dificuldades importantes no ambiente familiar e escolar, além de problemas psicossociais, o que por vezes se estende à vida adulta.

Considerando tanto os declínios próprios do desenvolvimento normal quanto os prejuízos decorrentes dos transtornos mentais, torna-se necessária a criação de programas de intervenções que possam minimizar o impacto dessas condições. No escopo das ações, estas devem contemplar programas voltados para os treinos cognitivos, habilidades socioemocionais e comportamentais.

Com base nesta argumentação, o Serviço de Psicologia e Neuropsicologia do Instituto de Psiquiatria do Hospital das Clínicas da Faculdade de Medicina da Universidade de São Paulo, em parceria com a Editora Manole, apresenta a série Psicologia e Neurociências, tendo como população-alvo crianças, adolescentes, adultos e idosos.

O objetivo desta série é apresentar um conjunto de ações interventivas voltadas para pessoas portadoras de quadros neuropsiquiátricos com ênfase nas áreas da cognição, socioemocional e comportamental, além de orientar pais e professores.

O desenvolvimento dos manuais da Série foi pautado na prática clínica em instituição de atenção a portadores de transtornos mentais por equipe multidisciplinar. O eixo temporal das sessões foi estruturado para 12 encontros, os quais poderão ser estendidos de acordo com a necessidade e a identificação do profissional que conduzirá o trabalho.

Destaca-se que a efetividade do trabalho de cada manual está diretamente associada à capacidade de manejo e conhecimento teórico do profissional em relação à temática a qual o manual se aplica. O objetivo não representa a ideia de remissão total das dificuldades, mas sim da possibilidade de que o paciente e seu familiar reconheçam as dificuldades peculiares de cada quadro e possam desenvolver estratégias para uma melhor adequação à sua realidade. Além disso, ressaltamos que os diferentes manuais podem ser utilizados em combinação.

INTRODUÇÃO

O Instituto de Psiquiatria do Hospital das Clínicas da Faculdade de Medicina da Universidade de São Paulo (IPq-HCFMUSP) é o mais avançado e moderno centro de psiquiatria e saúde mental da América do Sul. A estrutura do IPq-HCFMUSP conta com ambulatórios, unidades de internação, laboratórios, serviços de diagnósticos, hospital-dia, centros de reabilitação, psicoterapia, odontologia, além de um moderno centro de neurocirurgia funcional. O IPq-HCFMUSP iniciou suas atividades em abril de 1952.

A participação da Terapia Ocupacional no tratamento dos transtornos mentais do IPq-HCFMUSP acontece desde a criação do Serviço de Terapia Ocupacional em 1964 e seus objetivos sempre visaram a melhora da ocupação, sofrendo fortes influências teóricas e científicas ao longo das épocas quanto aos seus modelos de intervenção teórico e prático. Desde 2009 vem atuando na reabilitação cognitivo-funcional, pela neurociência cognitiva.

Proposta

Esta proposta surgiu a partir da experiência do trabalho de duas terapeutas ocupacionais no IPq-HCFMUSP e em serviços especializados para pacientes adultos com diagnóstico de deficiência intelectual, com ou sem diagnóstico de transtorno mental associado, realizando atendimentos individuais e em grupos terapêuticos desde 2009.

O objetivo é descrever ações para programas de intervenção para o treinamento do desempenho funcional para as ocupações e organização da rotina de pacientes adultos e idosos com diagnóstico de deficiência intelectual.

Para quem se destina este manual

Este manual deve ser usado por terapeutas ocupacionais graduados, com experiência de trabalho com pessoas adultas e idosas com deficiência intelectual, com conhecimento em neurociência cognitiva, e treinados para a sua aplicação tanto em consultórios quanto em instituições públicas ou privadas, em formato individual ou para grupo de pessoas.

Este manual lista materiais de apoio e de breve consulta. Se você estiver usando este manual fora do contexto de treinamento e supervisão, é aconselhável consultar este recurso para obter uma lista de profissionais referenciados na área, que possam fornecer supervisão e treinamento adequados.

Nas referências bibliográficas, também há sugestões de materiais de apoio à leitura para melhor embasamento das teorias e execução do programa. É importante ressaltar que o programa pode ser adaptado e ajustado apenas por profissionais terapeutas ocupacionais qualificados, quando forem necessários, ou seja, a partir de demandas identificadas no grupo atendido ou em um determinado paciente.

Justificativa

O programa é dirigido a pessoas adultas e idosas com diagnóstico de deficiência intelectual, com idade igual ou superior a 18 anos, com ou sem diagnóstico de transtorno mental associado, e que apresentam prejuízos em sua autonomia e independência. Foi desenhado por duas terapeutas ocupacionais especializadas para ser aplicado em distintos serviços de saúde que atendam a este público, visando à melhora do desempenho ocupacional e da organização da rotina.

Este programa de intervenção de terapia ocupacional consta de 10 sessões com quatro módulos de treinos voltados para a máxima autonomia e independência possível e a melhora do engajamento das ocupações e organização da rotina. Cada módulo representa uma das áreas das atividades de vida diária e contém exercícios para o treino do desempenho ocupacional em atividades comuns do dia a dia, de acordo com os diferentes graus de exigências cognitivas e funcionais.

Os prejuízos cognitivo-funcionais dos participantes devem sempre ser avaliados antes e depois do programa de intervenção e, também, após 3 meses do término, por meio de instrumentos validados, de independência funcional e funcionalidade; e de questionários de rotina. O monitoramento das avaliações se faz constante durante todo o progresso das sessões.

As atividades deste manual consideraram sua aplicação às pessoas adultas e idosas com deficiência intelectual, com diferentes graus de prejuízos cognitivos e funcionais, com ou sem transtornos mentais associados, e alfabetizadas ou não alfabetizadas, diante das especificidades que abrangem estas clientelas.

Visto a importância da melhora da funcionalidade, qualidade de vida e bem-estar das pessoas adultas e idosas com deficiência intelectual, o treinamento do desempenho ocupacional e da rotina se torna fundamental ao processo de habilitação e reabilitação. Este programa visa por meio da reabilitação cognitivo-funcional identificar os prejuízos e as dificuldades dos participantes e a ensinar melhores formas para o engajamento das atividades, tentando torná-los cada vez mais capazes de desempenhar suas ocupações cotidianas e menos dependentes de outras pessoas; e com uma rotina ainda mais organizada e variada de ocupações.

Além disso, este programa também evidencia os aspectos da volição e o envolvimento para as ocupações baseados no Modelo de Ocupação Humana (MOHO), como fatores pertinentes para o melhor resultado da intervenção[1]. As orientações sobre funcionalidade, incapacidade e saúde fazem parte de todo o processo do programa, a fim de contribuir para a evolução do tratamento e a participação do indivíduo[2].

Este programa pode ser desenvolvido em qualquer tipo de serviço que atenda a pessoas adultas com deficiência intelectual e que tenha um terapeuta ocupacional especialista e treinado para o programa, como em serviços especializados, consultórios particulares, centros de atenção psicossocial (CAPS), ambulatórios de especialidades, hospitais-dia, enfermarias.

Quando parte de uma equipe multidisciplinar, o profissional terapeuta ocupacional deve ter sempre como foco de sua intervenção a ocupação humana, que quase sempre se apresenta prejudicada nestas populações em decorrência do próprio funcionamento intelectual e do comprometimento do comportamento adaptativo[3]. Cabe destacar que o processo de envelhecimento desta população acontece de modo mais exacerbado que na população em geral, ou seja, com maiores prejuízos cognitivos e funcionais e piores condições de qualidade de vida[4].

O treino cognitivo-funcional como um instrumento da terapia ocupacional para a melhora do desempenho ocupacional e organização da rotina tem seu princípio na reabilitação neuropsicológica. Ela é uma ciência que estuda as relações entre o cérebro, o comportamento e as funções cognitivas, e que atua diretamente nos déficits, com suas respectivas incapacidades, visando à melhora da funcionalidade[5].

O olhar mais amplo do programa para a ocupação humana e a intervenção centrada no cliente faz referência aos aspectos da volição (engajamento para as ocupações) e das formas ocupacionais/tarefas baseadas no Modelo de Ocupação Humana[1], e ao conceito de saúde e desempenho funcional pela Classificação Internacional de Funcionalidade, Incapacidade e Saúde (CIF)[2].

Dessa forma, este manual constitui-se em uma ferramenta completa de Terapia Ocupacional para o manejo clínico de pessoas adultas com deficiência intelectual, com ou sem transtornos mentais associados, em quaisquer tipos de serviços de saúde, visto a cumprir seus objetivos de contribuir para a melhora do desempenho ocupacional, por meio do treino de ocupações, devendo refletir positivamente nas atividades de vida diária básicas, instrumentais e avançadas, favorecendo o aperfeiçoamento do desempenho ocupacional e da rotina.

As intervenções deste manual não devem ser isoladas de outras terapêuticas, também fundamentais ao tratamento de saúde destas populações, como o acompanhamento do médico, psicólogo, fisioterapeuta, fonoaudióloga, entre outros profissionais.

Nada impede que o número de sessões se prolongue em decorrência das dificuldades dos participantes ou da necessidade de maior tempo para execução dos exercícios propostos. Cada grupo terá seu ritmo e nível de desempenho cognitivo-funcional, portanto, o aumento do número de sessões é livre e deve ser acompanhado também dos acréscimos das tarefas de casa, sempre com o mesmo teor da sessão a fim de aperfeiçoar o aprendizado em casa.

ETAPAS OU FASES DE EXECUÇÃO		
Recepção dos encaminhamentos	Os encaminhamentos poderão vir de qualquer profissional da área da saúde que identifique que o paciente tenha dificuldades para aprender e/ou desempenhar ocupações, de forma independente, autônoma e segura, e que apresente empobrecimento da rotina.	O número de participantes por grupo pode variar de acordo com a disponibilidade de espaço e número de profissionais por pacientes e conforme o grau de comprometimento deles e a necessidade de apoio.

(continua)

ETAPAS OU FASES DE EXECUÇÃO (continuação)

Convocação dos pacientes por telefone	Após o recebimento dos encaminhamentos, deverá ser realizado o contato com o paciente e/ou familiares e/ou cuidadores. Nesse contato deve-se confirmar o interesse e a disponibilidade para o agendamento da triagem.	O contato pode ser por telefone ou pessoalmente dentro da instituição e/ou serviço de saúde.
Anamnese	Participação da família e/ou cuidador e do paciente. Momento de levantamento da história de vida, com ênfase para o desenvolvimento neuropsicomotor; das habilidades cognitivas funcionais e das competências adaptativas para as ocupações; ambiente e rotina.	Tempo médio: 2 horas
Avaliação de Terapia Ocupacional	Aplicação da bateria de avaliações de independência funcional; e do diário de rotina.	Tempo médio: 2 horas
Execução do programa	Sugere-se que cada grupo se inicie com pelo menos quatro participantes.	Duração: 5 semanas com 1 sessão por semana.
Avaliação final	Após a finalização do grupo os pacientes e familiares e/ou responsáveis passam novamente pelas mesmas avaliações iniciais. Essas escalas são passíveis de comparação.	Tempo médio: 2 horas
Avaliação follow-up	Sugerem-se novas avaliações após 3 meses do término do grupo, com reaplicação dos instrumentos usados no início e fim do programa (para verificar a manutenção do desempenho ocupacional e da rotina).	Tempo médio: 2 horas

CONTEÚDO COMPLEMENTAR

Os *slides* coloridos (pranchas) em formato PDF para uso nas sessões de atendimento estão disponíveis em uma plataforma digital exclusiva (manoleeducacao.com.br/conteudo-complementar/saude). Para ingressar no ambiente virtual, utilize o QR code abaixo, digite a senha/*voucher* FUNCIONALIDADE (é importante digitar a senha com letras maiúsculas) e faça seu cadastro.

O prazo para acesso a esse material limita-se à vigência desta edição.

Durante o processo de edição desta obra, foram tomados todos os cuidados para assegurar a publicação de informações técnicas, precisas e atualizadas conforme lei, normas e regras de órgãos de classe aplicáveis à matéria, incluindo códigos de ética, bem como sobre práticas geralmente aceitas pela comunidade acadêmica e/ou técnica, segundo a experiência do autor da obra, pesquisa científica e dados existentes até a data da publicação. As linhas de pesquisa ou de argumentação do autor, assim como suas opiniões, não são necessariamente as da Editora, de modo que esta não pode ser responsabilizada por quaisquer erros ou omissões desta obra que sirvam de apoio à prática profissional do leitor.

Do mesmo modo, foram empregados todos os esforços para garantir a proteção dos direitos de autor envolvidos na obra, inclusive quanto às obras de terceiros e imagens e ilustrações aqui reproduzidas. Caso algum autor se sinta prejudicado, favor entrar em contato com a Editora.

Finalmente, cabe orientar o leitor que a citação de passagens da obra com o objetivo de debate ou exemplificação ou ainda a reprodução de pequenos trechos da obra para uso privado, sem intuito comercial e desde que não prejudique a normal exploração da obra, são, por um lado, permitidas pela Lei de Direitos Autorais, art. 46, incisos II e III. Por outro, a mesma Lei de Direitos Autorais, no art. 29, incisos I, VI e VII, proíbe a reprodução parcial ou integral desta obra, sem prévia autorização, para uso coletivo, bem como o compartilhamento indiscriminado de cópias não autorizadas, inclusive em grupos de grande audiência em redes sociais e aplicativos de mensagens instantâneas. Essa prática prejudica a normal exploração da obra pelo seu autor, ameaçando a edição técnica e universitária de livros científicos e didáticos e a produção de novas obras de qualquer autor.

SESSÃO 1

Objetivo
Estimular o contato entre os participantes e propiciar a construção de vínculos. Apresentar e explorar o ambiente (espaço físico, objetos, grupo social e formas/tarefas ocupacionais).

Material
- Bastão ou qualquer outro objeto para uso nas rodas de conversa.
- Caderno de tarefas de casa.
- Tarefa de casa impressa.

Procedimento

As Sessões 1 e 2 deste manual devem ser elaboradas de modo livre e dirigidas para o contato entre os participantes, os profissionais e o ambiente, a fim de estimular a motivação e o engajamento em ocupações, além é claro de facilitar o vínculo entre todos os envolvidos.

Acredita-se que é nestas duas sessões que se inicia a formação dos vínculos e se estimula o desejo dos participantes de querer voltar aos próximos atendimentos e ao local. Cada um destes dois encontros está dividido em dois momentos (ou dois exercícios). Todos os encontros se encerram com a discussão sobre a sessão realizada no dia e a tarefa de casa a ser feita para o encontro na sessão seguinte.

Na primeira sessão acontece inicialmente a fase da exploração do ambiente e posteriormente a fase da interação com o ambiente. O primeiro momento desta sessão é livre para os participantes se conhecerem, explorarem o ambiente quanto as suas principais características (o espaço físico, os objetos, grupos sociais e formas/tarefas ocupacionais) e conhecerem os profissionais. O segundo momento é desenvolvido de forma mais dirigida, com o uso de duas atividades de dinâmicas simples de apresentação pessoal e da facilitação do contato com os materiais e as atividades do ambiente.

Na segunda sessão, acontece exclusivamente a fase de interação com o ambiente. O primeiro momento consta de uma atividade dirigida para fotografias espontâneas e livres (de pessoas, objetos, atividades e outras opções que estejam no ambiente). O segundo momento aborda uma atividade de roda de conversa sobre a tarefa de fotografar o ambiente e as suas descobertas por meio das imagens.

Ao final de cada sessão deve ser falado sobre o tema da próxima sessão e entregue a tarefa de casa da semana.

Mediação

- É importante sempre antes do início da sessão averiguar se o espaço está livre de qualquer interrupção ou imprevisto, disponível e se permite a circulação suficiente entre os móveis.
- Assegurar que o ambiente esteja seguro e livre de materiais perfurocortantes que possam gerar riscos à vida. Sempre averiguar se estes materiais foram armazenados e trancados em lugares corretos e seguro, não facilitando o acesso dos participantes a eles.
- É necessário conferir se a iluminação do ambiente está adequada à proposta da sessão.
- Conferir se há materiais e móveis suficientes para todos os participantes.
- É necessário propiciar um espaço aberto e seguro para que os participantes consigam expressar seus sentimentos e vontades de maneira livre e que se sintam encorajados a se engajar nas atividades.
- É importante que haja materiais diversos no espaço e que tenham expostas propostas de atividades diversas (é interessante saber previamente os interesses pessoais de cada participante por atividades, facilitando assim o engajamento nas propostas) e que por si só o ambiente consiga promover a motivação e o engajamento por ocupações.
- Em alguns momentos, durante o decorrer das sessões, os participantes podem ser direcionados para algumas atividades específicas, a fim de estimular os déficits cognitivos e funcionais identificados durante as avaliações.

- O profissional terapeuta ocupacional deve ficar atento a qualquer desconforto entre os participantes e o ambiente durante as atividades.
- O terapeuta ocupacional pode efetuar adaptações nas tarefas conforme for evidenciando alguma necessidade ou utilizar algum recurso de tecnologia assistiva para esta ou para as próximas sessões, conforme a disponibilidade.

Instruções gerais para todos os exercícios da sessão

- Para todas as etapas desta sessão é necessário aguardar as instruções do terapeuta ocupacional.
- A roda de conversa é livre. Fala o participante que se sentir mais à vontade, mas é importante o profissional estimular a todos que participem.
- Quando a proposta for uma roda de conversa é ideal criar um recurso visual que garanta que somente a pessoa que segura determinado objeto naquele momento possa falar e que não haja interrupções dos demais participantes. O uso de um bastão ou qualquer outro objeto sinalizador ajuda a garantir o respeito a quem está falando e ensina aos demais a esperarem a sua vez de falar.
- Ao final dos exercícios deve ser pedido aos participantes que comentem a sessão realizada, o que mais gostaram e o que menos gostaram. Também, apresentam-se sugestões para os próximos encontros.
- No final da sessão, deve ser entregue a tarefa de casa, com uma breve explicação da proposta e orientação da sua importância, já que dará início sempre à sessão seguinte.

Instruções para o exercício 1

- A fase de exploração é livre e consiste do conhecimento não direcionado do espaço e dos integrantes do grupo (participantes e profissionais), ou seja, sem qualquer mediação do profissional terapeuta ocupacional.
- É importante informar aos participantes que neste primeiro contato com o ambiente não se deve tocar em nada e que haverá outro momento para isso depois.
- Cabe ao terapeuta ocupacional apenas pedir aos participantes que entrem na sala e a conheçam ou explorem.

- É importante que este momento de exploração ocorra por um período de tempo suficiente a todos e só se encerre quando a maioria dos participantes pararem (ou deixarem de circular pelos espaços ou não mais interagirem uns com os outros).
- Caso algum participante opte por não explorar o ambiente em movimento, não há problema nenhum, afinal, ele também o explora quando está a olhar o local e as pessoas que ali transitam.

Ver *slide* 1.1.

Instruções para o exercício 2

- Esta atividade deve ser mediada pelo profissional terapeuta ocupacional e consiste da apresentação de todas as pessoas do grupo (entre participantes e profissionais) e do ambiente em si (com os seus principais objetos, propostas de atividades e espaços físicos).
- Em uma roda de conversa é feita uma dinâmica de apresentação pessoal. É solicitado a todos os participantes e terapeutas ocupacionais que digam os seus nomes, um de cada vez, e, logo em seguida, que o nome apresentado seja repetido por todos os integrantes conjuntamente. Após o fim deste exercício, todos deverão ser estimulados a tentar adivinhar os nomes das pessoas que se recordam do grupo e a identificar as pessoas referentes a estes nomes.

Ver *slide* 1.2.

- O momento de conhecimento do espaço dirigido pelo terapeuta ocupacional consiste na apresentação dos principais materiais e atividades disponíveis no ambiente, propiciando aos participantes a primeira manipulação dos objetos e o treino simples de sequências de movimentos para execução de algumas determinadas atividades (por exemplo: chutar uma bola, desenhar num quadro branco, cantar no karaokê; entre outras).

Ver *slide* 1.3.

- Durante toda a atividade é importante observar os interesses manifestados pelos participantes por objetos, atividades e outros. O terapeuta ocupacional deve estar sempre atento às manifestações físicas, comportamentais e afetivas dos participantes, para posteriormente utilizar-se destas vivências.

Fechamento

Esta sessão deve ser finalizada com o agendamento da próxima sessão e uma breve explicação da proposta, a continuação das atividades de interação com o ambiente. Evidencia-se a necessidade da realização das tarefas de casa no processo de aprendizagem e o aperfeiçoamento do desempenho ocupacional, lembrando que darão início às sessões seguintes.

Instruções para a tarefa de casa para a próxima sessão

- Entrega do caderno de tarefas de casa. Este caderno deve ter uma capa ilustrativa com as imagens de uma casa e um lápis, simbolizando algo a ser feito em casa.
- Os cuidadores e/ou responsáveis devem ser informados da existência deste caderno de tarefas de casa e a sua função para o tratamento (recurso de auxílio ao aprendizado dos exercícios).
- É explicado a todos os participantes que este caderno de tarefas de casa deve ser de uso exclusivo para este programa. Nele serão fixadas as tarefas de casa para serem realizadas durante a semana para as próximas sessões (e entregues toda a semana). Os participantes devem trazer os cadernos em todas as sessões.
- Os participantes são responsáveis por verificarem semanalmente os seus próprios cadernos e de realizarem as suas tarefas de casa. É importante que os exercícios sejam feitos dentro do prazo, de uma semana, pois eles darão início às sessões seguintes. Quando necessário poderá haver ajuda dos pais ou responsáveis para lembrá-los.
- Orientar que no final de cada sessão será entregue uma nova tarefa de casa. Esta folha deve ser fixada imediatamente nos cadernos de tarefas de casa.

Ver *slide* 1.4.

- Entrega do papel impresso com a tarefa de casa. Fixação imediata da folha no caderno de tarefas de casa. Exploração dos ambientes da própria casa.
- Nesta folha haverá a ilustração de uma casa com alguns cômodos (cozinha, sala, banheiro e dormitório). Em cada cômodo haverá um espaço livre em branco suficiente para caber um desenho.
- Solicitar aos participantes que tentem desenhar um objeto para cada cômodo. Os objetos desenhados devem ser de escolha, mas reais e parecidos aos encontrados em suas casas para estes cômodos (ex.: "eu tenho na minha sala de casa um abajur vermelho, portanto escolhi este objeto para desenhar no papel na área que se refere à sala e tentarei fazer um desenho de um abajur na cor vermelha").

Ver *slide* 1.5.

SESSÃO 2

Objetivo
Estimular o contato entre os participantes e o processo da construção de vínculos. Apresentar e explorar o ambiente (espaço físico, objetos, grupo social e formas/tarefas ocupacionais).

Material
- Máquina fotográfica.
- Equipamentos de multimídia (computador, retroprojetor e telão).
- Tarefa de casa impressa.

Procedimento

A Sessão 2 dá continuidade a Sessão 1, sobre as fases de exploração e interação com o ambiente. Nesta sessão em específico ocorre a fase de interação com o ambiente, de contato com o espaço físico, os grupos sociais, os objetos e as formas/tarefas ocupacionais.

Os exercícios desta sessão consistem da promoção do contato entre os participantes e os profissionais e o ambiente, a fim de, também, estimular a motivação e o engajamento por ocupações, além é claro de facilitar o vínculo entre todos os envolvidos.

Dois momentos (ou exercícios) dividem esta sessão. O primeiro momento compreende uma atividade de fotografias espontâneas e livres do ambiente; e o segundo momento, de uma atividade de roda de conversa sobre a tarefa de fotografar o ambiente e as descobertas registradas em imagens. Ao final de cada sessão deverá ser falado sobre o tema da próxima sessão e entregue a tarefa de casa da semana.

Mediação

- É importante sempre antes do início da sessão averiguar se o espaço está livre de qualquer interrupção ou imprevisto, disponível e se permite a circulação suficiente entre os móveis.
- Assegurar que o ambiente esteja seguro e livre de materiais perfurocortantes que possam gerar riscos à vida. Sempre averiguar se estes materiais foram armazenados e trancados em lugares corretos e seguro, não facilitando o acesso dos participantes a eles.
- É necessário conferir se a iluminação do ambiente está adequada à proposta da sessão.
- Conferir se há materiais e móveis suficientes para todos os participantes.
- É necessário propiciar um espaço aberto e seguro para que os participantes consigam expressar os seus sentimentos e vontades de maneira livre e que se sintam encorajados a se envolver nas atividades.
- O terapeuta ocupacional deve ficar atento a qualquer desconforto entre os participantes e o ambiente.
- O terapeuta ocupacional pode efetuar adaptações nas tarefas conforme evidencie alguma necessidade ou pode utilizar recurso de tecnologia assistiva para esta ou para as próximas sessões, conforme a disponibilidade.

Instruções gerais para todos os exercícios da sessão

- Para todas as etapas desta sessão é necessário aguardar as instruções do terapeuta ocupacional.
- É importante ensinar antes do início da atividade o uso da máquina fotográfica a todos os participantes. É imprescindível que haja algum sinal de identificação no botão principal da máquina (sinais como de adesivos coloridos ou figuras ilustrativas), garantindo que todos os participantes entendam que é por lá que as fotografias são tiradas, depois de apertado o tal botão.
- A roda de conversa é livre. Fala o participante que se sentir mais à vontade, mas é importante o profissional estimular que todos participem. A roda de conversa deve ter como tema principal as imagens capturadas pelas suas câmeras.

- Quando a proposta for uma roda de conversa é ideal criar um recurso visual que garanta que somente a pessoa que segura determinado objeto naquele momento possa falar e que não haja interrupções dos demais participantes. O uso de um bastão ou qualquer outro objeto sinalizador ajuda a garantir o respeito a quem está falando e ensina aos demais a esperarem a sua vez de falar.
- Ao final das tarefas deve ser pedido aos participantes que comentem a sessão realizada, o que mais gostaram e o que menos gostaram. Também, apresentam-se sugestões para os próximos encontros.
- No final da sessão, deverá ser entregue a tarefa de casa, com uma breve explicação da proposta e orientação da sua importância, já que dará início à sessão seguinte.

Não se esqueça

É importante retomar a atividade de casa e averiguar se houve dificuldades durante a sua execução. Em cada folha de atividade haverá um espaço para os pais ou responsáveis colocarem as suas observações. Neste espaço deve ser colocado se o ente conseguiu ou não fazer as atividades, quais foram as dificuldades e facilidades, e se precisou de apoio.

Instruções para o exercício 1

- A fase de interação consiste de atividades dirigidas para o envolvimento entre os participantes, os profissionais e o ambiente.
- Os participantes são estimulados a interagir neste ambiente (espaço físico, objetos, grupos sociais e formas/tarefas ocupacionais) por meio de registros livres fotográficos.
- É necessário garantir que todos os participantes tenham compreendido o processo de uso da máquina fotográfica, mesmo que as fotos não saiam com uma boa qualidade. O importante é que eles consigam explorar o ambiente através das lentes de uma máquina fotográfica e tentem expressar seus achados por meio das fotografias.
- Durante toda a atividade é importante observar os interesses manifestados pelos participantes por objetos, pessoas, atividades e outros. O terapeuta ocupacional deve estar sempre atento às manifestações físi-

cas, comportamentais e afetivas dos participantes, para posteriormente utilizar estas vivências em outras atividades.

- O profissional terapeuta ocupacional deve mediar qualquer situação que possa vir a atrapalhar ou trazer desconfortos durante a atividade. Evitar qualquer forma de constrangimentos entre os participantes.

Ver *slide* 2.1.

Instruções para o exercício 2

- É proposta uma roda de conversa para a apresentação das fotografias feitas pelo grupo por meio de recursos de multimídia.
- As fotografias são apresentadas em um telão por meio do recurso de *datashow* (ou projetor), uma a uma, e devem ser iniciadas as discussões sobre as imagens. As imagens poderão ou não ser reconhecidas pelas pessoas que as tiraram, isso não interferirá em nada na proposta da atividade.
- O grupo deve ver as imagens, analisá-las e localizá-las dentro do ambiente. Podem, também, explanar um pouco sobre cada imagem.

Ver *slide* 2.2.

Fechamento

Esta sessão deve ser finalizada com o agendamento da próxima sessão e uma breve explicação da proposta, treino das atividades de vida diária básicas e da rotina. Evidencia-se a necessidade da realização das tarefas de casa no processo de aprendizagem e aperfeiçoamento do desempenho ocupacional, lembrando que darão início às sessões seguintes.

Instruções para a tarefa de casa para a próxima sessão

- Entrega do papel impresso com a tarefa de casa. Fixação imediata da tarefa de casa no caderno.
- Neste papel impresso haverá imagens de máquinas fotográficas sobre alguns cômodos de uma casa.

- Os participantes devem explorar alguns cômodos da sua própria casa (cozinha, quarto, sala e banheiro) e registrar algumas imagens por fotografias e trazê-las impressas para a próxima sessão, se possível.

Observação: os familiares e/ou responsáveis devem ser informados sobre a tarefa de casa. Pedir a eles que estimulem seus entes a fazer as tarefas de casa ao longo da semana. As fotografias podem ser entregues impressas ou via e-mail. Na tarefa de casa, deve estar disponível o *e-mail* do profissional responsável para o recebimento das fotografias.

Ver *slide* 2.3.

SESSÃO 3

Objetivo
Estimular a sensopercepção.

Material
- Figuras impressas em papel cartão (uma figura por papel).
- Figuras impressas em papel (vinte figuras diferentes por papel).
- Armário com porta fechada (com diferentes objetos e materiais dentro dele).
- Recursos de multimídia (computador com duas caixas de som).
- Tarefas de casa impressas.

Procedimento

As Sessões 3 e 4 constam ao todo de cinco momentos (ou exercícios). Cada momento faz referência a um dos cinco sentidos: visuais, auditivos, gustativos, olfativos e táteis. Cada sentido é estimulado por uma atividade sensoperceptiva específica. Cabe destacar que a função sensorial é a resposta fisiológica do organismo a um estímulo externo ou interno; e a função perceptiva é a capacidade do indivíduo dar significado (percepção e interpretação) às informações sensoriais vindas dos cinco sentidos[6].

Nesta Sessão 3 acontece a exploração de dois dos cinco sentidos: visuais e auditivos; e na Sessão 4 a exploração dos outros três sentidos: gustativos, olfativos e táteis. Todos os exercícios ocorrem por meio de estímulos provocados pelo terapeuta ocupacional. Estes são momentos importantes para o profissional terapeuta ocupacional ampliar as suas avaliações à capacidade sensorial e perceptível de cada participante. Ao final de cada sessão, deverá ser falado sobre o tema da próxima sessão e entregue a tarefa de casa da semana.

Mediação

- Sempre antes da sessão, é necessário averiguar se os materiais que serão utilizados são suficientes a todos os participantes.
- É importante que o ambiente esteja livre de qualquer interrupção ou imprevisto. Não poderá haver qualquer outro estímulo que não os próprios das atividades, a fim de não prejudicar o processo.
- É necessário que o espaço ofereça segurança e tranquilidade a todos a fim de deixá-los mais atentos, motivados e participativos.
- Os estímulos devem ser todos provocados exclusivamente pelo terapeuta ocupacional a fim de buscar melhores respostas dos participantes. Os participantes devem desconhecer quais são os estímulos usados durante as atividades a fim de garantir uma melhor fidedignidade para as suas respostas.
- É importante pedir a colaboração de todos os participantes para a realização efetiva da atividade. Não poderá haver ajuda dos colegas durante os exercícios. É importante evitar que os colegas deem informações sobre os estímulos.
- O terapeuta ocupacional deve ficar atento a qualquer desconforto que os estímulos sensoriais possam provocar nos participantes e encerrar a atividade imediatamente caso isso ocorra, dando a atenção devida ao ocorrido e seguindo com as atividades (ou momento seguinte), caso seja possível.
- O terapeuta ocupacional pode efetuar adaptações nas tarefas conforme evidencie alguma necessidade ou pode utilizar algum equipamento de tecnologia assistiva para esta ou para as próximas sessões, conforme a disponibilidade.

Instruções gerais para todos os exercícios da sessão

- Para todas as etapas desta sessão é necessário aguardar as instruções do terapeuta ocupacional.
- É importante que todos os participantes estejam atentos e que não haja conversas paralelas entre eles durante o desenvolvimento das atividades ou outros quaisquer estímulos que venham a atrapalhar a atividade.

SESSÃO 3 15

- A oferta de ajuda durante as atividades deve ser dada somente se necessária e de forma gradual, ou seja, do menor apoio possível para o maior apoio.
- O apoio deve ocorrer preferencialmente por meio de pistas e deve ser ofertado de maneira progressiva, das pistas mais difíceis para as mais fáceis, possibilitando que os participantes tentem realizar as suas atividades com o menor nível de ajuda possível. É importante estimular sempre a independência dos participantes durante a execução das tarefas e ofertar a quantidade de ajuda suficiente, sem limitar a sua real capacidade de desempenho nas ocupações.
- Ao final das tarefas deve ser pedido aos participantes que comentem como foi realizá-las e se querem fazer algum comentário ou sugestão sobre a sessão.
- No final de cada sessão, deve ser entregue a tarefa de casa, com uma breve explicação da proposta e orientação da sua importância, já que dará início à sessão seguinte. Esta deve ser fixada imediatamente no caderno de atividades para casa.

Não se esqueça

É importante retomar a atividade de casa e averiguar se houve dificuldades durante a sua execução. Em cada folha de atividade deve haver um espaço para os pais ou responsáveis colocarem as suas observações. Neste espaço devem escrever se o ente conseguiu ou não fazer as atividades, quais foram as dificuldades e facilidades, e se precisou de apoio.

Instruções para o exercício 1: Estímulos visuais

- Cada participante receberá um papel cartão com uma única figura de um objeto qualquer.
- Peça aos participantes que olhem os seus cartões e identifique qual é o objeto nele ilustrado. Um participante de cada vez deve dizer qual o nome do objeto que está ilustrado em seu papel cartão.
- Caso alguém não consiga dizer qual é o nome do objeto, o terapeuta ocupacional poderá oferecer ajuda por meio de algumas pistas graduais, das mais difíceis para as mais fáceis, até o acerto do nome (ex.: se for um carrinho, diga a ele(a) que é um veículo, que leva as pessoas

de um lugar a outro, que tem buzina e volante, entre outras dicas que facilitem a descoberta ou o reconhecimento da figura).

- Caso o participante ainda não consiga descobrir qual é o objeto, mesmo com todas as pistas, é possível dizer qual é o nome do objeto ao participante, mas antes peça a ele que identifique ao menos a sua função e como se utiliza este produto (para que serve este objeto e/ou como ele funciona e peça ao participante que faça a demonstração sobre o seu uso por meio de mímicas).

Ver *slides* 3.1 a 3.4.

- Em seguida, todos os participantes devem ser levados próximo a um armário com as portas fechadas (cheio de objetos diversos dentro dele), localizado na mesma sala de atendimento.
- As portas do armário devem estar fechadas e só poderão ser abertas no início da atividade, evitando qualquer antecipação da proposta.
- Apenas um participante por vez ficará diante deste armário com as portas fechadas. Os demais participantes devem se alocar em algum outro lugar que não permita a visualização do que há dentro deste armário, aguardando, portanto, a sua vez.
- O participante da vez deve buscar entre os vários objetos deste armário um objeto igual ou muito próximo ao que está desenhado em seu cartão.
- O participante da vez não poderá ficar muito próximo ao armário durante a realização da sua atividade, permanecendo a pelo menos 1 metro de distância. A busca pelo seu objeto deve ser exclusivamente visual, sem possibilidade alguma de contato com os objetos.
- Depois de encontrado visualmente o objeto que procura no armário e apontada a sua localização para o profissional, ele poderá ser pego pelo participante (isso se o participante o tiver encontrado e o profissional tiver sinalizado que o objeto pode ser pego).
- Caso os participantes apresentem dificuldades na realização da atividade, esta poderá ser facilitada pelo terapeuta ocupacional, de maneira gradual, evoluindo do mínimo ao máximo de apoio, até sua conclusão.
- O ideal é que os participantes sempre consigam por si só encontrar estes objetos. Se mesmo com a ajuda de algumas pistas eles ainda não conseguirem identificar onde está o objeto no armário, é possível libe-

rar que os participantes se aproximem do armário e toquem os objetos. Caso eles ainda não consigam encontrá-lo, poderão ser dadas outras informações mais precisas sobre o seu lugar (ex.: o terapeuta ocupacional pode mostrar em qual prateleira se encontra o objeto ou nomear alguns dos objetos próximos a ele).

- É importante lembrar que o auxílio só deve ser dado caso o participante não consiga por si só realizar a atividade. Este auxílio deve ser dado aos poucos, dos mais difíceis para os mais fáceis. É necessário sempre concluir a atividade independentemente do grau de auxílio que for ofertado a cada participante, permitindo assim a continuidade dos exercícios.

Ver *slide* 3.5.

Instruções para o exercício 2 – Estímulos auditivos

- Deve ser entregue a cada um dos participantes uma folha impressa com 20 imagens diferentes. Peça aos participantes, um de cada vez, que te digam quais são os nomes destas imagens.
- É possível que o terapeuta ocupacional ofereça ajuda aos participantes para o reconhecimento destas imagens, até que eles consigam identificá-las e dizer quais são os seus nomes. O apoio deve ser em forma de pistas graduais, das mais difíceis para as mais fáceis. Caso eles não consigam identificar, poderão ser fornecidos os nomes pelo profissional, dando assim continuidade às atividades da sessão.
- Com o uso de um computador e de caixas de som, transmita uma seleção de diferentes sons referentes às imagens impressas nos papéis, de forma aleatória.
- Um som de cada imagem, por vez, deve ser reproduzido pelo terapeuta ocupacional com o auxílio do computador, respeitando o tempo de cada participante, para a identificação do som e associação do som com a imagem. O som poderá ser repetido até 5 vezes no máximo.
- Cada participante terá que decifrar qual é o som transmitido e identificar no seu papel qual a figura que o representa (ex.: o som identificado é a de um choro. O choro representa a figura de um bebê do seu papel, e, portanto, o choro é do bebê).

- Atenção ao volume do som, que deve estar adequado à necessidade de cada participante.
- É importante lembrar que o auxílio do profissional só deve ser dado caso o participante não consiga por si só realizar a atividade, mesmo com a repetição dos sons por 5 vezes. O auxílio deve ser sempre dado aos poucos, gradualmente, dos mais difíceis para o mais fáceis. É necessário concluir a atividade independentemente do grau de auxílio que for ofertado a cada participante, para assim dar continuidade aos próximos exercícios.

Ver *slide* 3.6

Fechamento

Esta sessão deve ser finalizada com o agendamento da próxima sessão e uma breve explicação da proposta, a continuação das estimulações senso-perceptivas e a solicitação e orientação para a tarefa de casa. Evidencia-se a necessidade da realização das tarefas de casa no processo de aprendizagem e aperfeiçoamento do desempenho ocupacional, lembrando que darão início às sessões seguintes.

Instruções para a tarefa de casa para a próxima sessão

- Entrega da tarefa de casa. Papel impresso, com a explanação da atividade proposta. Fixação imediata da tarefa no caderno de tarefas de casa.
- Solicitar no papel impresso que realizem os exercícios feitos em sala durante a semana ao longo das suas atividades cotidianas.
- Para o treino da estimulação visual, deve ser pedido a eles que busquem em seus armários de roupas uma determinada peça (ex.: camiseta branca com decote V, *shorts* jeans com botões ou outras peças específicas). As peças de roupas a serem buscadas devem ser de escolha dos responsáveis diante do acervo particular de cada participante.
- Para o treino da estimulação auditiva, deve ser pedido a eles que identifiquem os sons comuns de uma casa, do tipo: campainha, chuveiro, buzina, telefone, entre outros. Os sons produzidos ao logo dos dias devem ser identificados pelos participantes imediatamente. Os partici-

pantes podem ser lembrados pelos responsáveis a identificá-los assim que produzidos naturalmente.

- No papel de tarefa de casa também deve haver um espaço com as informações sobre as formas e os graus de intensidade de apoio que os responsáveis poderão ofertar durante as atividades, e quando ofertá--las, sem limitar o desempenho máximo de seus entes. Cabe lembrá--los que estimular a autonomia e a independência dos seus entes durante as atividades é fundamental e que os auxílios devem ser somente dados quando necessários, para não impedir o desempenho máximo nas ocupações.

- Na tarefa de casa, também deve haver um espaço para os pais ou responsáveis escreverem as suas observações sobre o desempenho funcional de seus entes durante as atividades, se houve a necessidade ou não de algum tipo de auxílio e a qualidade do desempenho nas atividades.

SESSÃO 4

Objetivo
Estimular a sensopercepção.

Material
- Vendas de olhos ou máscara de dormir.
- Potes plásticos não transparentes para alimentos com tampas e tamanhos diferentes (1 pote grande, 1 pote médio e 3 potes pequenos).
- Diferentes sabores de alimentos; diferentes produtos com odores fortes e únicos; variados objetos com formas, tamanhos, pesos e texturas.
- Tarefas de casa impressas.

Procedimento

A Sessão 4 dá continuidade aos exercícios de sensopercepção desenvolvidos na Sessão 3. Esta sessão está divida em três momentos (ou exercícios) e dão sequência ao trabalho de estimulação dos cinco sentidos. Nesta sessão, serão trabalhados os três sentidos faltantes: gustativos, olfativos e táteis.

Todos os exercícios desta sessão ocorrem por meio de estímulos provocados pelo profissional terapeuta ocupacional. Este é um momento fundamental para o profissional continuar avaliando a capacidade sensorial e perceptível de cada participante. Ao final de cada sessão deve ser falado sobre o tema da próxima sessão e entregue a tarefa de casa da semana.

Mediação

- Sempre antes da sessão, é necessário averiguar se os materiais a serem utilizados são suficientes a todos os participantes.

- É importante que o ambiente esteja livre de qualquer interrupção ou imprevistos. Não pode haver qualquer outro estímulo que não os próprios das atividades.
- É necessário que o espaço ofereça segurança e tranquilidade a todos a fim de deixá-los mais atentos, motivados e participativos.
- Os estímulos devem ser todos provocados exclusivamente pelo terapeuta ocupacional a fim de buscar melhores respostas dos participantes. Os participantes devem desconhecer os estímulos que serão ofertados a fim de garantir uma melhor fidedignidade para as suas respostas.
- É importante pedir a colaboração de todos os participantes para a efetividade das atividades. Não pode haver ajuda dos colegas durante a atividade. É importante evitar que os colegas deem informações sobre os estímulos.
- O terapeuta ocupacional deve ficar atento a qualquer desconforto que os estímulos sensoriais possam provocar nos participantes e encerrar a atividade imediatamente caso isso ocorra, dando a devida atenção ao ocorrido e seguindo com a atividade (ou momento seguinte) caso seja possível.
- O terapeuta ocupacional pode efetuar adaptações nas tarefas conforme evidencie alguma necessidade ou pode utilizar algum equipamento de tecnologia assistiva para esta ou para as próximas sessões, conforme disponibilidade.

Instruções gerais para todos os exercícios da sessão

- Para todas as etapas desta sessão é necessário aguardar as instruções do terapeuta ocupacional.
- É importante que todos os participantes estejam atentos e que não haja conversas paralelas entre eles durante o desenvolvimento das atividades ou quaisquer outros estímulos que venham a atrapalhar.
- A oferta de ajuda durante a atividade deve ser dada somente se necessária e por meio de pistas progressivas (das pistas mais difíceis para as pistas mais fáceis), possibilitando que os participantes tentem realizá-las com o menor nível de apoio possível. É importante sempre estimular a autonomia e a independência dos participantes durante a execução das suas tarefas e ofertar a quantidade suficiente de apoio, sem limitar o seu real desempenho máximo nas ocupações.

- Ao final das tarefas deve ser pedido aos participantes que comentem como foi realizá-las e se querem fazer algum comentário ou sugestão sobre a sessão.
- No final de cada sessão, será entregue a tarefa de casa, com uma breve explicação da proposta e orientação da sua importância, já que ela dará início à sessão seguinte. Esta deve ser fixada no caderno de atividades para a casa.

Não se esqueça

É importante retomar a atividade de casa e averiguar se houve dificuldades durante a sua execução. Em cada folha de atividade deve haver um espaço para os pais ou responsáveis colocarem as suas observações. Neste espaço deve ser colocado se o ente conseguiu ou não fazer as atividades; quais foram as dificuldades e facilidades e se precisou de apoio.

Instruções para o exercício 1: Estímulos gustativos

- Antes de iniciar esta atividade de degustação, peça a todos os participantes que lavem as mãos. Haverá manipulação de alimentos e por isso a necessidade de lavá-las antes do início da atividade.
- Deve ser entregue a cada um dos participantes uma venda de olhos (ou uma máscara de dormir). Informe a todos que os olhos só devem ser tampados quando for a sua vez na atividade. Um de cada vez fará a atividade, e os demais ficarão observando.
- Peça ao participante da vez na atividade que tampe os próprios olhos com a venda de olhos que recebeu no início da sessão.
- Com os olhos já vendados, entregue a ele o pote de alimentos de tamanho médio, não transparente e com tampa. Dentro do pote deve ter pequenos pedaços de alimentos secretos com diferentes sabores. Os participantes não podem saber quais são os alimentos que serão ofertados a eles.
- Peça ao participante da vez, já vendado, que pegue um pedaço qualquer de alimento dentro do pote e o coloque na boca, sinta o seu sabor e diga qual é o nome deste alimento que está saboreando.
- Os participantes podem também oferecer outras informações sobre o produto que não o nome exato (ex.: "é uma fruta", "é uma calda que se

coloca em cima do bolo", "é aquele ingrediente que coloca em cima da pizza e que estica quando está muito quente", entre outras formas de expressar qual é o produto secreto).

- A ajuda do terapeuta ocupacional pode ser ofertada com dicas graduais (das dicas mais difíceis para as mais fáceis) até a conclusão da atividade, assim como foi feito nos exercícios anteriores.
- Peça a eles que devolvam as vendas de olhos (ou máscara de dormir) ao final da atividade.

Observação: é importante averiguar antes do planejamento da sessão e seleção dos alimentos se há algum participante com algum tipo de restrição alimentar, seja por problemas clínicos, alérgicos ou outros que mereçam atenção e cuidado.

Ver *slide* 4.1.

Instruções para o exercício 2: Estímulos olfativos

- Deve ser novamente entregue a venda de olhos (ou uma máscara de dormir) a cada participante. Os olhos só devem ser vendados quando for a vez do participante na atividade. Um de cada vez fará a atividade e os demais observarão.
- É entregue ao participante da vez, já vendado, três potes pequenos não transparentes com tampa. Em cada pote deve haver um produto diferente e com odor bem característico (pode ser qualquer coisa que tenha um cheiro muito forte e único, ex.: alho, flor de lírio, produto de limpeza, temperos etc.).
- Peça ao participante vendado que tire a tampa de um dos potes e sinta o odor do produto e diga qual é o nome do produto que está ali dentro do objeto. Eles podem também dar outras informações do produto que não o nome exato (ex.: "é comum encontrá-lo na pizza que tem tomate e é verde", "este cheiro fica na minha casa depois que a minha mãe a limpa", "esse cheiro é bom ou ruim", entre outras formas de tentativas de expressar qual é o produto).
- A ajuda do terapeuta ocupacional pode ser ofertada com dicas graduais (das dicas mais difíceis para as mais fáceis), assim como foi feito nos exercícios anteriores, até a sua conclusão.

- Peça a eles que devolvam as vendas de olhos (ou máscara de dormir) ao final da atividade.

Observação: é importante averiguar antes do planejamento da sessão e seleção dos produtos se há algum participante com algum tipo de restrição, seja por problemas clínicos, alérgicos ou outros que mereçam atenção e cuidado.

Ver *slide* 4.2.

Instruções para o exercício 3: Estímulos táteis

- Deve ser novamente entregue a venda de olhos (ou máscara de dormir) a cada participante. Os olhos de cada participante devem ser tampados apenas quando for a sua vez na atividade. Um de cada vez fará a atividade e os demais observarão.
- Depois de vendado, o participante da vez receberá uma caixa grande não transparente com tampa. Dentro da caixa deve conter 10 objetos de diferentes tamanhos, formas, pesos e texturas (ex.: bola, caderno, porta-retrato, sabonete, esponja, caneca etc).
- Peça ao participante da vez, já vendado, que pegue a caixa, tire a tampa, escolha um dos objetos, sinta o objeto em suas mãos e diga qual é o nome do objeto. Eles podem oferecer outras informações do produto que não o nome exato (ex.: "aquele objeto que se usa para escrever, e não é caneta", "aquele objeto para colocar foto", "aquele objeto que eu uso para lavar a louça e que me machuca", entre outras formas de expressar qual é o produto que está em suas mãos e não sabe o nome).
- Ao todo devem ser escolhidos três objetos dos dez contidos na caixa, por participante, para serem identificados e nomeados.
- A ajuda do terapeuta ocupacional pode ser ofertada com dicas graduais (das dicas mais difíceis para as mais fáceis), assim como foi feito nos exercícios anteriores, até a sua conclusão.
- Peça a eles que devolvam as vendas de olhos (ou máscara de dormir) ao final da atividade.

Ver *slide* 4.3.

Fechamento

Esta sessão deve ser finalizada com o agendamento da próxima sessão e uma breve explicação da proposta, do desempenho nas atividades de vida diária básicas e a solicitação e orientação para a tarefa de casa. Evidencia-se a necessidade da realização das tarefas de casa no processo de aprendizagem e aperfeiçoamento do desempenho ocupacional, lembrando que darão início às sessões seguintes.

Instruções para a tarefa de casa para a próxima sessão

- Entrega da tarefa de casa impressa no papel, com a explanação da atividade. Fixação imediata da tarefa no caderno de tarefas de casa.
- No papel impresso deve ser pedido que realizem os exercícios feitos durante a sessão ao longo da semana em suas atividades cotidianas.
- Para o treino gustativo, os pais ou responsáveis devem pedir aos seus entes que, durante as suas refeições normais, digam o nome dos alimentos que estão comendo (ou saboreando). Não há a necessidade de tampar os olhos diante da diversidade de alimentos que serão ofertados na semana (mas nada impede de tampá-los em alguns momentos, caso seja o desejo do participante).
- Para o treino olfativo, os pais ou responsáveis devem fornecer aos seus entes, durante o dia em casa ou na ida ao mercado, alguns produtos ou alimentos com odores fortes e únicos para que eles descubram qual é o produto. Não há a necessidade de tampar os olhos, diante da diversidade de elementos que serão ofertados diariamente (mas nada impede de tampá-los em alguns momentos, caso seja o desejo do participante).
- Para o treino tátil, solicitar aos pais ou responsáveis que utilizem vendas de olhos (ou máscaras de dormir) para fechar os olhos de seus entes. Depois de vendados os olhos, eles devem tentar descobrir quais são os objetos que estão sendo dados a eles em mãos. É importante ofertar pelo menos três objetos de diferentes formas, tamanhos, pesos e texturas. Repetir a atividade com outros objetos ao longo da semana.
- No papel de tarefa de casa, deve haver informações sobre as formas e intensidades de apoio que os pais ou responsáveis podem ofertar durante as atividades e quando ofertá-las. Cabe lembrar que estimular a autonomia e a independência durante as atividades é fundamental; e

que os auxílios devem ser somente os suficientes para não impedir o desempenho máximo dos seus entes.

- Na tarefa de casa também deve haver um espaço para os pais ou responsáveis escreverem suas observações sobre o desempenho funcional de seus entes durante a execução das tarefas, com informações sobre a necessidade ou não de auxílio durante as tarefas e a qualidade da desenvoltura na atividade.

SESSÃO 5

Objetivo
Treino de atividades de vida diária básicas e rotina.

Material
- Calendário semanal de rotina em papel cartão (com marcação dos dias da semana e ilustrações dos períodos do dia).
- Figuras de atividades de banho e escovação dos dentes (em grande quantidade).
- Cola branca.
- Conjunto de higiene bucal (escova de dente, pasta de dente, fio dental e toalha).
- Mostruário de boca com dentes. Produtos variados para simulação de "sujeiras".
- Tarefas de casa impressas.

Procedimento

As Sessões 5 e 6 acontecem a partir do treino de atividades de vida diária básicas e rotina. Encontram-se divididas em dois momentos (ou exercícios) cada.

O primeiro momento da Sessão 5 acontece para a conscientização da importância das atividades de vida diária básica na rotina. O segundo momento, para o treino de uma atividade de vida diária básica, a escovação dos dentes. Faz-se necessário o uso de atividades lúdicas como recurso de aprendizagem e processamento das informações, facilitando o engajamento na ocupação e o aprimoramento do desempenho ocupacional.

A conscientização sobre as atividades de vida diária básicas faz referência à sua importância para a manutenção da saúde e qualidade de vida. São constituídas pelas tarefas do autocuidado: alimentar-se, ir ao banheiro, escolher a própria roupa, cuidados com a higiene pessoal, banho, entre outras atividades de cuidado com o corpo. O treino da escovação dos dentes se dá por meio de simulações e treinos das tarefas. Em todo o momento no exercício será necessário fomentar a importância da realização das atividades de autocuidado todos os dias e com uma boa qualidade. Ao final de cada sessão deve ser falado sobre o tema da próxima sessão e entregue a tarefa de casa da semana.

Mediação

- É importante que haja um espaço seguro e confortável a todos os participantes para que se possa abordar este delicado tema (o autocuidado) e realizar os treinos propostos.
- Sempre antes da sessão, averiguar se os materiais que serão utilizados são suficientes a todos os participantes.
- É importante que haja um banheiro, um lavabo ou um espaço qualquer que possa simular este ambiente (um lugar reservado e apropriado, com uma pia, uma torneira e um espelho em boas condições de higiene). Caso não seja possível o acesso a uma torneira, a simulação da atividade pode ser feita sem uso de pasta de dente e água.
- O profissional deve manter a atenção a qualquer desconforto causado pelo treino das atividades ou entre os participantes. Caso haja intercorrências é recomendado parar a atividade no momento do ocorrido e averiguar a situação, para posteriormente dar continuidade a ela, caso seja possível.
- A presença do terapeuta ocupacional durante o exercício possibilita a observação dos participantes, podendo auxiliar na condução da atividade caso haja alguma dúvida ou dificuldade.
- Os participantes são informados de que podem interromper os exercícios a qualquer momento, caso haja alguma dúvida ou dificuldade em relação ao que está sendo exposto ou realizado naquele instante.
- O terapeuta ocupacional pode efetuar adaptações nas tarefas conforme evidencie qualquer necessidade ou utilizar algum equipamento de tecnologia assistiva para esta ou as próximas sessões, conforme disponibilidade.

Instruções gerais para todos os exercícios da sessão

- Para todas as etapas dos exercícios é necessário aguardar as instruções do terapeuta ocupacional para começarem todos juntos.
- A roda de conversa é livre. Fala o participante que se sentir mais à vontade, mas é importante o profissional estimular a todos que participem.
- Quando a proposta for uma roda de conversa é ideal criar um recurso visual que garanta que somente a pessoa que segura determinado objeto naquele momento possa falar e que não haja interrupções dos demais participantes. O uso de um bastão ou qualquer outro objeto sinalizador ajuda a garantir o respeito a quem está falando e ensina aos demais a esperarem a sua vez de falar.
- Durante os treinos das atividades de vida diária básicas é fundamental garantir o respeito entre os participantes e evitar constrangimentos.
- Ao final de todas as tarefas solicitar que os participantes comentem como foi realizá-las e perguntar se apresentaram alguma dificuldade durante a execução.
- No final de cada sessão deve ser apresentado o tema da próxima sessão e entregue a tarefa de casa, com breve explicação da proposta e orientação sobre a sua importância.

Não se esqueça

É importante retomar a atividade de casa e averiguar se houve dificuldades durante a sua execução. Em cada atividade deve haver espaço para os pais ou responsáveis colocarem as suas observações. Neste espaço deve ser escrito se o ente conseguiu ou não fazer as atividades, quais foram as dificuldades e facilidades e se precisou de apoio.

Instruções para o exercício 1

- Roda de conversa sobre as atividades de autocuidado e a sua importância à vida.
- Fomentar a livre comunicação dos participantes sobre o tema. Pedir a eles que deem exemplos de atividades de autocuidado que façam rotineiramente (ou quase todos os dias) em suas casas.

- Cabe ao terapeuta ocupacional ficar atento aos comentários dos participantes quanto a receberem ajuda ou não de outras pessoas durante a realização das suas atividades. Pode-se utilizar recurso de tecnologia assistiva. Perguntar se em casa recebem alguma forma de apoio enquanto desempenham as suas ocupações (ou seja, se eles precisam ser lembrados de escovar os dentes, se os familiares permanecem ao lado deles durante o desempenho das suas atividades, se alguém faz por eles parte das suas tarefas ou se a realizam por completo, se há barras de segurança no banheiro, entre outras formas).
- Orientar sobre a importância de tomar banho, escovar os dentes, usar o vaso sanitário corretamente, vestir-se e trocar de roupa, alimentar--se, cuidar do corpo, descansar e dormir, entre outras atividades de autocuidado que são essenciais à vida.
- Orientar sobre a importância dessas atividades à vida e em suas rotinas, evitando assim possíveis adoecimentos e situações de mal-estar.
- É necessário explicar de maneira simples a eles que a rotina é tudo aquilo que a gente faz quase todos os dias e quase sempre nos mesmos horários e que é importante para nos orientar em relação ao tempo e ao espaço (ex.: "eu durmo todos os dias às 21 horas", "de terças-feiras e sextas-feiras eu faço aula de inglês", "todos os domingos eu vou almoçar na casa da minha avó").
- É importante informá-los o quanto é bom ter uma rotina cheia de atividades e de boa qualidade, e o quanto a rotina ajuda a organizar as atividades do seu dia a dia, evitando possíveis esquecimentos e perdas dos papéis ocupacionais.
- Lembrar os participantes que nem sempre a rotina precisa ser definida por um horário ou um dia da semana, mas sim pela sequência ou combinação de algumas atividades. Em decorrência das possíveis dificuldades desse público compreender as horas ou o tempo, é possível orientar outras formas de se construir uma rotina, como pela associação entre atividades (ex.: "todos os dias depois da novela das 21 h eu durmo", "no dia que meu pai não trabalha, nós vamos à casa da minha avó almoçar").

Ver *slides* 5.1 a 5.3.

- Ao final da roda de conversa, entregar a todos os participantes uma folha cartão de tamanho grande com um modelo de calendário semanal de rotina ilustrado com a marcação dos dias da semana (de domingo a sábado) e dos períodos (manhã, tarde e noite). À parte, entregar algumas figuras pequenas relacionadas às duas atividades de higiene que serão trabalhas nas sessões das atividades de vida diária básicas, como escovação dos dentes e banho.
- Nessa folha cartão os períodos do dia já devem estar combinados com ilustrações de senso comum que os simbolizem (ou seja, figuras significativas que representem os períodos da manhã, tarde e noite e que sejam compreeendidas por todos). Ex.: o sol pela manhã, a xícara de café ou uma nuvem de fim tarde e a lua à noite.
- Peça a todos os participantes que preencham os seus calendários de rotina semanal, colando as figuras de banho e escovação dos dentes, todos os dias da semana (de domingo a sábado). Estas duas imagens devem ser coladas todos os dias e, mais de uma vez ao dia, de acordo com a real necessidade e prática de cada uma na rotina.
- Lembrar todos os participantes que a escovação dos dentes deve acontecer mais de uma vez ao dia, sempre ao acordar, antes de dormir e depois das refeições, e que o banho deve ser tomado todos os dias, pelo menos uma vez ao dia, e mais de uma vez ao dia quando houver necessidade.
- Atividades complementares às de banho devem ser mencionadas, como: fazer a barba, depilar-se, pentear o cabelo, passar creme no corpo, usar o desodorante, vestir uma roupa limpa, entre outras atividades.

Ver *slides* 5.4 e 5.5.

Instruções para o exercício 2

É necessário para a execução do treino da escovação dos dentes um local com pia, como banheiro, lavabo ou um espaço adaptado para esta atividade com boas condições de higiene.

- Utilização de um mostruário representativo de uma boca grande com dentes (confeccionado pelo próprio terapeuta ocupacional com materiais diversos ou um produto já fabricado e comprado).

- Nos dentes deve haver simulações de "sujeiras" (sobre ele e entre eles). Pode-se utilizar tintas solúveis em água ou pedaços de feltros ou qualquer outro produto para representar estas "sujeiras", desde que a sua remoção seja feita de modo rápido e fácil. A escolha do produto que representará as "sujeiras" vai variar conforme o tipo do material usado na confecção do mostruário da boca e o acesso a água (ou a uma torneira).
- Identificação e seleção pelos participantes dos materiais necessários à atividade de escovação dos dentes: escova de dente; pasta de dente e fio dental. Toalha de rosto como apoio à atividade.
- O profissional terapeuta ocupacional deve apresentar o mostruário de uma boca com as suas estruturas aos participantes. Promover novamente as orientações sobre a importância da escovação dos dentes.

Ver *slide* 5.6.

- O terapeuta ocupacional deve simular a atividade de escovação dos dentes tanto no mostruário como na própria boca, garantindo uma melhor aprendizagem pelos participantes. É necessário sempre falar com calma e clareza, e executar de forma simples e devagar todos os movimentos necessários para as tarefas.
- É necessário reproduzir mais de uma vez o passo a passo da atividade de escovação dos dentes, sempre na mesma sequência de movimentos e tarefas.
- Reproduza a atividade: "utilize o fio dental antes da escovação dente por dente", "coloque a pasta de dente na escova de dente", "molhe a pasta de dente que está sobre a escova de dente", "escove todos os dentes – um a um – e sem por força na escova", "escove a língua e toda a região de dentro da boca", "ao final enxágue a boca com água", "enxugue o rosto com a toalha". Caso não tenha a disponibilidade de acesso à água, adapte a atividade.
- Peça aos participantes que reproduzam a atividade de escovação dos dentes: primeiro no mostruário e depois em suas próprias bocas.
- Peça a cada participante, um de cada vez, que vá ao mostruário e faça uma pequena parte da atividade de escovação dos dentes. Em seguida, reproduza a mesma atividade, agora por completo, em sua própria boca – no banheiro ou em algum local apropriado.

- No momento em que realizarem a escovação dos próprios dentes, entregue um conjunto de higiene para cada participante: 1 escova de dentes, 1 pasta de dente, 1 fio dental e uma toalha de rosto (obs.: a pasta de dente e o fio dental só devem ser entregues se houver disponibilidade de água). Peça que iniciem o treino logo em seguida.
- O terapeuta ocupacional deve permanecer por perto dos participantes a fim de evitar erros ou falhas. É necessário que todos os participantes reproduzam a atividade da melhor forma possível e, de preferência, da maneira mais independente possível.

Ver *slide* 5.7.

Fechamento

Esta sessão deve ser finalizada com o agendamento da próxima e uma breve explanação sobre o seu tema, continuidade do treino das atividades de vida diária básicas – o banho – e a apresentação da tarefa de casa para a próxima sessão. Evidencia-se a necessidade da realização das tarefas de casa no processo de aprendizagem sobre o desempenho ocupacional, lembrando que darão início à sessão seguinte.

Instruções para a tarefa de casa para a próxima sessão

- Entrega da tarefa de casa. Papel impresso, com a explanação da atividade. Fixação imediata da tarefa no caderno de tarefas de casa.
- No papel impresso deve ser pedido a eles que preencham os seus cartões de calendário semanal de rotina, com as suas atividades de autocuidado.
- Os participantes levarão para as suas casas os seus próprios cartões de calendário semanal de rotina, preenchidos parcialmente nesta sessão.
- Em casa deverão completá-los com figuras de atividades de autocuidado que realizam normalmente no seu dia a dia (e que ainda não estão neles colados), p. ex.: troca de roupa, medicação, alimentação, fazer a barba ou a unha, entre outras atividades de cuidados com o corpo).
- Esta tarefa exigirá a ajuda de um familiar ou de alguém que conheça extremamente a rotina do participante. A proposta é que eles também consigam caracterizar os seus dias da semana por meio de algumas

imagens (ex.: figura de um apresentador de TV que só aparece na TV aos domingos representará este dia). Isso facilitará o preenchimento das atividades de rotina nos dias certos.

- É pedido aos participantes, portanto, que tentem achar figuras ou imagens (em revistas, jornais, fotos ou na internet) que representem as suas atividades diárias de autocuidado e que ainda não estejam coladas no cartão. As imagens devem ser coladas na ordem certa (de acordo com a sua frequência – dia da semana e período do dia).

Ver slides 5.8 a 5.10.

SESSÃO 6

Objetivo
Treino de atividades de vida diária básicas e rotina.

Material
- Caixas pequenas de madeira.
- Figuras de atividade de banho com sequência de tarefas.
- Uso de recursos de multimídia (computador, retroprojetor e caixa de som).
- Tarefas de casa impressas.

Procedimento

A Sessão 6 acontece em continuidade com a proposta da Sessão 5, sobre as atividades de vida diária básicas e rotina. Nesta sessão acontece o treino de outra atividade, o banho. Faz-se necessário o uso de imagens e de atividades interativas como recurso de aprendizagem e processamento das informações, facilitando o engajamento na ocupação e o aprimoramento do desempenho ocupacional.

A repetição das orientações quanto à importância das atividades de vida diária básicas à manutenção da saúde e qualidade de vida é necessária em todo o momento. Além, é claro, de continuar fomentando a necessidade de realizá--las todos os dias e com uma boa qualidade.

As atividades de vida diária básicas devem fazer parte da rotina e ser efetuadas da maneira mais independente possível. O treino da atividade de banho se dará por meio de reprodução de algumas sequências de imagens e de atividades práticas adaptadas. Ao final da sessão deve ser falado sobre o tema da próxima sessão e entregue a tarefa de casa da semana.

Mediação

- É importante que haja um espaço seguro e confortável a todos para que se possa continuar abordando este delicado tema (autocuidado) e realizando os treinos propostos.
- Sempre antes da sessão, é necessário averiguar se os materiais a serem utilizados são suficientes a todos os participantes.
- É importante que haja um espaço confortável em sala para utilização dos recursos de multimídia. É necessário evitar a dispersão dos participantes durante a apresentação das imagens.
- O profissional deve manter a atenção a qualquer desconforto causado durante a apresentação das imagens ou entre os participantes. Caso haja intercorrências é recomendado parar a atividade no momento do ocorrido e averiguar a situação, para posteriormente dar continuidade a ela, se isso for possível.
- A presença do terapeuta ocupacional durante os exercícios possibilita a observação dos participantes, podendo auxiliar na condução da atividade caso haja alguma dúvida ou dificuldade.
- Os participantes são informados de que eles podem interromper os exercícios a qualquer momento caso haja alguma dúvida ou dificuldade em relação ao que está sendo exposto ou realizado naquele instante.
- O terapeuta ocupacional pode efetuar adaptações nas tarefas conforme evidencie qualquer necessidade ou utilizar algum equipamento de tecnologia assistiva para esta ou as próximas sessões, conforme disponibilidade.

Instruções gerais para todos os exercícios da sessão

- Para todas as etapas dos exercícios é necessário aguardar as instruções do terapeuta ocupacional para começarem todos juntos.
- A roda de conversa é livre. Fala o participante que se sentir mais à vontade, mas é importante o profissional estimular a todos que participem.
- Quando a proposta for uma roda de conversa é ideal criar um recurso visual que garanta que somente a pessoa que segura determinado objeto naquele momento possa falar e que não haja interrupções dos demais participantes. O uso de um bastão ou qualquer outro objeto

sinalizador ajuda a garantir o respeito a quem está falando e ensina aos demais a esperarem a sua vez de falar.

- Durante os treinos das atividades de vida diária básicas é fundamental garantir o respeito entre os participantes e evitar constrangimentos.
- Ao final de todas as tarefas é pedido que os participantes comentem como foi realizá-las e se apresentaram alguma dificuldade durante a execução.
- No final de cada sessão é apresentado o tema da próxima sessão e entregue a tarefa de casa, com uma breve explicação da proposta e da orientação quanto a sua importância.

Não se esqueça

É importante retomar a atividade de casa e averiguar se houve dificuldades durante a sua execução. Em cada folha de atividade deve haver um espaço para os pais ou responsáveis colocarem as suas observações. Neste espaço deve ser colocado se o ente conseguiu ou não fazer as atividades; quais foram as dificuldades e facilidades e se precisou de apoio.

Instruções para o exercício 1

- Para iniciar esta proposta de atividade de banho, cabe uma roda de conversa sobre o tema. Peça aos participantes que comentem sua rotina e prática, com o máximo de detalhes possíveis, se utilizam algum tipo de adaptações (ex.: barras de apoio, tapetes antiderrapantes, entre outros) nos banheiros de suas casas.
- Cabe ao terapeuta ocupacional ficar atento aos comentários quanto a receberem ajuda ou não de outras pessoas durante a realização das suas atividades. Ou seja, se em suas casas eles recebem algum tipo de apoio de alguém durante o desempenho das suas atividades.
- É interessante explorar se os participantes desempenham a atividade de banho de forma diferente da habitual, prejudicando a sua qualidade e/ou podendo causar danos. Focar se há alguma negligência nas etapas da atividade ou possível má qualidade do desempenho durante a sua execução. Se necessário, orientar o participante sobre a forma mais correta e segura de desempenhá-la. Atenção! Evitar qualquer orientação que venha a constranger o participante frente aos colegas; o ideal

é sempre conversar quando ele estiver sozinho, ainda mais quando se referir às atividades mais íntimas.

Ver *slide* 6.1.

- Pedir aos participantes para falarem os nomes dos produtos necessários para execução da atividade de banho (ex.: xampu, condicionador, sabonete, esponja de banho e toalha).
- Utilizar recurso multimídia para explanação sobre a atividade de banho e o passo a passo das suas tarefas (pode ser por meio de imagens ou vídeos da internet que envolvam todas as etapas da atividade e que tenham um teor exclusivamente educativo).
- Ver *slide* 6.2.

Instruções para o exercício 2

- Deve ser entregue a cada participante uma pequena caixa com algumas poucas figuras que fazem referência às partes da atividade de banho.
- Peça aos participantes que primeiramente olhem todas as figuras existentes na caixa e, posteriormente, coloquem-nas em ordem. A ordem das figuras deve levar em conta o seu habitual modo de fazer a atividade (ex.: "eu lavo primeiro o corpo e depois o cabelo", "eu já lavo primeiro o cabelo e depois o corpo", entre outras formas de praticá-la).
- A caixa deve conter imagens condizentes com as principais tarefas que compõem a atividade de banho, desde a seleção dos objetos necessários para o banho, a lavagem dos cabelos e partes do corpo até o enxugamento completo do corpo. As etapas de usar o desodorante e pentear do cabelo podem enriquecer esta atividade.
- O terapeuta ocupacional deve permanecer por perto dos participantes a fim de auxiliá-los caso seja necessário. A ajuda deve ser dada sempre de maneira gradual, do mínimo apoio ao máximo, evitando fazer a atividade por eles.
- Ao final da atividade peça aos participantes que comentem como foi realizá-la.

Ver *slide* 6.3.

Fechamento

Esta sessão deve ser finalizada com o agendamento da próxima e uma breve explanação sobre o seu tema, treino das atividades de vida diária instrumentais – cuidados com a casa, e a apresentação da tarefa de casa para a próxima sessão. Evidencia-se a necessidade da realização das tarefas de casa no processo de aprendizagem sobre o desempenho ocupacional, lembrando que darão início à sessão seguinte.

Instruções para a tarefa de casa para a próxima sessão

- Entrega da tarefa de casa. Papel impresso, com a explanação da atividade da semana. Fixação imediata da tarefa no caderno de tarefas de casa.
- No papel impresso solicitar a eles que criem dois tipos de sinalizadores ou símbolos (um positivo e outro negativo) para marcação no calendário semanal de rotina. É importante os sinalizadores escolhidos tenham significado aos participantes e que eles compreendam a sua função.
- Estes sinalizadores devem ser usados para marcar as atividades de vida diária básicas que foram realizadas (positivas) ou não realizadas (negativas) durante o dia.
- Ao final do dia os participantes deverão conferir os seus calendários semanais de rotina e marcar, com os sinalizadores, as atividades que foram realizadas durante o dia e as que faltaram ser realizadas. Poderão ter ajuda dos pais ou responsáveis, caso seja necessário, respeitando a real necessidade de apoio.
- Talvez seja necessário fazer adaptações no calendário para o uso dos sinalizadores (ex.: o cartão de calendário semanal pode ser colado numa folha de imã e os sinalizadores serem também imãs; ou criar sinalizadores com alfinetes ou tarraxas (é importante avaliar o risco deste tipo de material antes da sua escolha).

Ver *slide* 6.4.

SESSÃO 7

Objetivo
Treino de atividades de vida diária instrumentais e rotina.

Material
- Espaço de simulação de um dormitório, com cama, colchão, travesseiro e armário de cabeceira pequeno.
- Conjunto de lençol e coberta.
- Flanela para tirar pó, vassoura, pá de lixo, saco de lixo e cesto de lixo.
- Tarefas de casa impressas.

Procedimento

As Sessões 7 e 8 acontecem a partir do treino de atividades de vida diária instrumentais e rotina. A Sessão 7 encontra-se dividida em dois momentos (ou exercícios) e a Sessão 8 em quatro momentos (ou exercícios).

O primeiro momento da Sessão 7 acontece para a conscientização e importância das atividades de vida diária instrumentais e rotina. O segundo momento, para o treino de uma atividade de vida diária instrumental, os cuidados com a casa. Faz-se necessário o uso de atividades lúdicas como recurso de aprendizagem e processamento das informações, facilitando o engajamento na ocupação e o aprimoramento do desempenho ocupacional.

A conscientização sobre as atividades de vida diária instrumentais tem sua importância para se viver de forma mais autônoma e independente possível, sem precisar da ajuda de outra pessoa, ou, ainda, sem precisar tanto da ajuda de outra pessoa. São caracterizadas por atividades mais complexas do dia a dia, necessárias para se viver de forma mais independente, como: gerenciar dinheiro, compras, lidar com transporte público, uso do telefone, cuidados com a casa, preparação de refeições, entre outras atividades, e que dão suporte às atividades de vida diária básicas em casa ou na comunidade.

É necessário fomentar sobre a importância de realizá-las durante a semana, da maneira mais autônoma e independente possível e com uma boa qualidade. O treino dos cuidados com a casa se dá por meio de atividades práticas, como: arrumar a cama, varrer o quarto e tirar o pó dos móveis.

Mediação

- É importante que haja um espaço seguro e confortável a todos para que se possa realizar o treino das ocupações.
- É importante que haja um espaço no ambiente que simule um pequeno dormitório, com cama, colchão, travesseiro e armário de cabeceira pequeno. Estes móveis podem ser adaptados com outros objetos presentes no ambiente, como colchonetes, almofadas e caixas.
- É necessário sempre informar a importância de a atividade ser feita sem a ajuda de outra pessoa. Caso seja necessária uma ajuda, que ela seja dada de forma gradual, do mínimo de ajuda possível para o máximo, respeitando o grau de auxílio real necessário.
- A presença do terapeuta ocupacional durante o exercício possibilita a observação dos participantes, auxiliando na condução da atividade caso haja alguma dúvida ou dificuldade.
- Os participantes são informados de que a qualquer momento eles podem interromper os exercícios caso haja alguma dúvida em relação ao que está sendo exposto ou realizado naquele instante.
- O terapeuta ocupacional pode efetuar adaptações nas tarefas conforme evidencie qualquer necessidade ou utilizar equipamento de tecnologia assistiva para esta ou as próximas sessões, conforme disponibilidade.

Instruções gerais para todos os exercícios da sessão

- Para todas as etapas dos exercícios é necessário aguardar as instruções do terapeuta ocupacional para começarem todos juntos.
- A roda de conversa é livre. Fala o participante que se sentir mais à vontade, mas é importante o profissional estimular que todos participem.
- Quando a proposta for uma roda de conversa é ideal criar um recurso visual que garanta que somente a pessoa que segura determinado objeto naquele momento possa falar e que não haja interrupções dos demais participantes. O uso de um bastão ou qualquer outro objeto

sinalizador ajuda a garantir o respeito a quem está falando e ensina aos demais a esperarem a sua vez de falar.

- Durante os treinos das atividades de vida diária instrumentais é fundamental garantir o respeito entre os participantes e evitar constrangimentos.
- Ao final de todas as tarefas é pedido que os participantes comentem como foi realizá-las e se apresentaram alguma dificuldade durante a execução.
- No final de cada sessão é apresentado o tema da próxima sessão e entregue a tarefa de casa, com uma breve explicação da proposta e da orientação quanto a sua importância.

Não se esqueça

É importante retomar a atividade de casa e averiguar se houve dificuldades durante a sua execução. Em cada folha de atividade deve haver um espaço para os pais ou responsáveis colocarem as suas observações. Neste espaço deverá ser colocado se o ente conseguiu ou não fazer as atividades, quais foram as dificuldades e facilidades e se precisou de algum apoio.

Instruções para o exercício I

- Roda de conversa sobre as atividades de vida diária instrumentais, em especial dos cuidados com a casa.
- Fomentar a livre comunicação dos participantes sobre o tema. Peça a eles que deem exemplos de atividades de vida diária instrumentais que façam rotineiramente (ou quase todos os dias).
- Cabe ao terapeuta ocupacional ficar atento aos comentários dos participantes quanto a realizarem ou não estes tipos de atividades nas suas rotinas (ou se eles têm a oportunidade ou não de realizá-las no seu dia a dia) e se necessitam de algum tipo de apoio (de outra pessoa ou de algum recurso de tecnologia assistiva).
- Orientar sobre a importância de cuidar da casa, cuidar de pessoas, dos animais e das plantas, de pegar transporte público, atender ao telefone, manusear dinheiro, fazer compras, preparar as suas próprias refeições, entre outras atividades.

- Orientar sobre a importância destas atividades para uma vida mais autônoma e independente e uma rotina com mais oportunidade por ocupações, favorecendo a participação em atividades mais estruturadas, com maiores graus de exigências cognitivas e de desempenho funcional.
- É importante informar aos participantes o quanto é bom ter uma rotina mais rica de atividades e realizá-las da maneira mais independente possível e o quanto estas atividades de vida diária instrumentais favorecem uma maior participação no gerenciamento da própria vida, em casa e na comunidade.

Ver *slides* 7.1 a 7.3.

Instruções para o exercício 2

Observação: é necessário para a execução desta atividade um espaço que simule um quarto de dormir, com cama, travesseiro e um armário pequeno de cabeceira.

- Identificação e seleção dos produtos necessários para a execução da atividade de arrumação e limpeza do dormitório (conjunto de lençol e coberta para troca da roupa de cama; flanela para tirar o pó dos móveis; vassoura, pá e saco de lixo para varrer o chão e recolher a sujeira e um cesto de lixo).
- Amostragem da execução das atividades de cuidados com o dormitório, de maneira clara e tranquila. É necessária a reprodução passo a passo das tarefas, sempre na mesma sequência de movimentos e tarefas.
- Deve haver pelo menos três repetições da amostragem de cada atividade, sempre da mesma maneira e com intervalos de tempo entre as três propostas de atividades. Nestes intervalos, peça aos participantes, um de cada vez, para tentarem realizá-las de preferência sem a ajuda do terapeuta ocupacional ou de algum colega.
- Amostragem pelo terapeuta ocupacional sobre a atividade de arrumação da cama: troca de lençol, fronha e coberta. No intervalo, peça aos participantes que a repitam, um de cada vez.

- Amostragem de tirar o pó dos móveis. No intervalo, peça aos participantes que a repitam, um de cada vez.
- Amostragem de varrer o chão do quarto, recolher a sujeira com a pá e jogar no cesto de lixo. No intervalo, peça aos participantes que a repitam, um de cada vez.
- O terapeuta ocupacional deve permanecer por perto dos participantes a fim de auxiliá-los caso seja necessário. A ajuda deve ser dada sempre de maneira gradual, do mínimo apoio ao máximo, evitando fazer a atividade por eles.
- Ao final peça aos participantes que comentem como foi realizar a tarefa.

Ver *slide* 7.4.

Fechamento

Esta sessão deve ser finalizada com o agendamento da próxima e uma breve explanação sobre o seu tema, continuidade do treino das atividades de vida diária instrumentais – preparação de uma refeição simples – café da manhã ou da tarde, e a apresentação da tarefa de casa para a próxima sessão. Evidencia-se a necessidade da realização das tarefas de casa no processo de aprendizagem sobre o desempenho ocupacional, lembrando que darão início à sessão seguinte.

Instruções para a tarefa de casa para a próxima sessão

- Entrega da tarefa de casa. Papel impresso, com a explanação da atividade da semana. Fixação imediata da tarefa no caderno de tarefas de casa.
- No papel impresso deve ser pedido aos participantes que tentem em suas casas reproduzir os cuidados aprendidos com o dormitório. Que tentem limpar os móveis, o chão do quarto e arrumar a própria cama, da forma mais independente possível.
- Também deve ser pedido que busquem figuras representativas sobre os cuidados do quarto e as colem nos seus calendários semanais de rotina, enriquecendo-os. Averiguar corretamente os dias e períodos das práticas destas atividades antes de colá-las no calendário semanal de rotinas.

SESSÃO 8

Objetivo
Treino de atividades de vida diária instrumentais e rotina.

Material
- Produtos alimentícios comuns a um café da manhã ou da tarde.
- Lousa e figuras de alimentos comuns a um café da manhã ou da tarde.
- Toalha ou jogo americano.
- Utensílios de cozinha: conjunto de pratos e talheres, jarras, garrafa de café, copos, xícaras, guardanapos e outros conforme a necessidade.
- Tarefas de casa impressas.

Procedimento

A Sessão 8 dá continuidade à Sessão 7 de treino de atividades de vida diária instrumentais e rotina. Encontra-se dividida em quatro momentos (ou exercícios).

O primeiro momento da Sessão 8 acontece com a continuidade da conscientização sobre a importância das atividades de vida diária instrumentais e rotina à vida. O segundo momento, para o treino de uma atividade de vida diária instrumental, o preparo de uma refeição simples – café da manhã ou da tarde. Faz-se necessário o uso de atividades lúdicas e treinos como recurso de aprendizagem e processamento das informações, facilitando o engajamento na ocupação e o aprimoramento do desempenho ocupacional.

É necessário sempre orientar quanto à importância de realizá-las quase todos os dias, da maneira mais autônoma e independente possível e com uma boa qualidade e segurança. O treino do preparo de uma refeição simples se dará por meio de atividades práticas de preparação de itens para um lanche da tarde ou da manhã.

Mediação

- É importante que haja um espaço seguro e confortável a todos para que se possa realizar o treino das ocupações.
- É importante que haja um espaço no ambiente que simule uma pequena cozinha, com balcão, pia e torneira, e alguns utensílios de cozinha. Caso não tenha pia na sala, repensem apenas os produtos (ou alimentos) que serão preparados e que não exijam muito desse recurso.
- Assegurar que o ambiente esteja seguro e livre de materiais perfurocortantes que possam gerar riscos à vida. Sempre averiguar se os materiais que não serão usados na atividade foram armazenados e trancados em lugares corretos e seguro, não facilitando o acesso dos participantes a eles.
- É necessário sempre informar a importância de a atividade ser feita sem a ajuda de outra pessoa. Caso seja necessário o apoio, que seja feito de forma gradual, do mínimo de ajuda para o máximo, respeitando o grau de auxílio real necessário.
- A presença do terapeuta ocupacional durante o exercício possibilita a observação dos participantes, podendo auxiliar na condução da atividade caso haja alguma dúvida ou dificuldade.
- Os participantes são informados de que a qualquer momento eles podem interromper os exercícios caso haja alguma dúvida ou dificuldade em relação ao que está sendo exposto ou realizado naquele instante.
- O terapeuta ocupacional pode efetuar adaptações nas tarefas conforme evidencie qualquer necessidade ou utilizar algum equipamento de tecnologia assistiva para esta ou as próximas sessões, conforme disponibilidade.

Observação: é importante averiguar antes do planejamento da sessão e seleção dos alimentos se há algum participante com algum tipo de restrição alimentar, seja por problemas clínicos, alérgicos ou outros que mereçam atenção e cuidado.

Instruções gerais para todos os exercícios da sessão

- Para todas as etapas dos exercícios é necessário aguardar as instruções do terapeuta ocupacional para começarem todos juntos.

- A roda de conversa é livre. Fala o participante que se sentir mais à vontade, mas é importante o profissional estimular a todos que participem.
- Quando a proposta for uma roda de conversa é ideal criar um recurso visual que garanta que somente a pessoa que segura determinado objeto naquele momento possa falar e que não haja interrupções dos demais participantes. O uso de um bastão ou qualquer outro objeto sinalizador ajuda a garantir o respeito a quem está falando e ensina aos demais a esperarem a sua vez de falar.
- Durante os treinos das atividades de vida diária instrumentais é fundamental garantir o respeito entre os participantes e permitir a todos manifestarem o seu modo de fazer suas atividades em casa.
- Ao final de todas as tarefas é pedido que os participantes comentem como foi realizá-las e se apresentaram alguma dificuldade durante a execução.
- No final de cada sessão é apresentado o tema da próxima sessão e entregue a tarefa de casa, com uma breve explicação da proposta e da orientação quanto a sua importância.

Não se esqueça

É importante retomar a atividade de casa e averiguar se houve dificuldades durante a sua execução. Em cada folha de atividade deve haver um espaço para os pais ou responsáveis colocarem as suas observações. Neste espaço deve ser colocado se o ente conseguiu ou não fazer as atividades, quais foram as dificuldades e facilidades e se precisou de apoio.

Instruções para o exercício 1

- Para iniciar a proposta de atividade, cabe uma roda de conversa sobre o tema do preparo de alimentos.
- Peça a todos os participantes que comentem sua rotina e prática em preparar alimentos, com o máximo de detalhes possíveis. É interessante perguntar quais são os alimentos que normalmente eles preparam e para quem eles preparam.
- Investigar se eles utilizam algum tipo de adaptação no momento do preparo dos alimentos e durante a sua refeição na mesa (pratos com

bordas, talheres com engrossamento de cabos, jogos americanos emborrachados, copos com alças, tábua de corte com fixação dos alimentos e etc.).

- Cabe ao terapeuta ocupacional ficar atento aos comentários deles quanto a receberem ajuda ou não de outras pessoas durante a realização das suas atividades, e se são ou não privados de mexer na cozinha e de preparar refeições. Investigar se em casa eles normalmente recebem algum tipo apoio de alguém durante o desempenho dessas atividades (ex.: "uma pessoa corta o bife pra mim", "uma pessoa lava as frutas para mim", "uma pessoa coloca para mim o alimento no meu prato e me serve", entre outras formas de ajuda).
- É interessante explorar se os participantes manifestam desempenhar a atividade de preparo de alimentos de forma diferente da habitual, prejudicando a sua qualidade ou colocando a própria vida em risco.

Ver *slide* 8.1.

Instruções para o exercício 2

- Pedir aos participantes que identifiquem alimentos normalmente servidos em casa para um café da manhã ou da tarde (ex.: leite, café, suco de laranja, torradas, manteiga, frutas, lanche de presunto e queijo, pão de queijo, entre outras opções).
- Identificação e seleção dos produtos disponíveis na geladeira e nos armários de alimentos (ou estoque) da sala para a preparação de um café da manhã ou da tarde.
- Planejamento do cardápio para o café da manhã ou da tarde, diante dos produtos disponíveis e selecionados para o preparo. Lembrar que a escolha deve considerar a facilidade de manuseá-los, sem a necessidade do uso de um fogão ou de outros recursos mais requintados, além da disponibilidade ou não de acesso a uma cozinha com torneira.
- A confecção do cardápio é feita em uma lousa visível a todos. Nela podem ser colocados os alimentos que serão produzidos para este café da manhã ou da tarde com o uso de figuras ou desenhos.
- Esta lousa se torna importante recurso para a visualização completa de todos os produtos que serão elaborados para o café da manhã ou da tarde e para a fácil divisão de tarefas entre os participantes.

- A divisão das tarefas de preparo dos alimentos deve levar em conta a afinidade dos participantes com alguns tipos de alimentos ou o próprio desejo de prepará-lo.
- É interessante que esta atividade de preparação de café envolva atividades individuais, em dupla e no coletivo. Arrumar a mesa deve ser a atividade coletiva sugerida para este momento.
- Caso o café seja um produto de escolha, é indicado o uso da cafeteira para evitar o manuseio do fogão, neste primeiro momento. O terapeuta ocupacional deve ensiná-los a fazer o uso do equipamento, caso seja necessário.

Ver *slides* 8.2 e 8.3.

Instruções para o exercício 3

- Pedir a todos os participantes que higienizem corretamente as suas mãos e vistam os aventais, luvas e tocas. Os cuidados de higiene devem ser sempre preconizados antes da manipulação de qualquer alimento.
- Devem ser preparados os itens para o café da manhã ou da tarde, conforme os produtos selecionados e descritos no cardápio. Os produtos a serem elaborados devem ser simples, sem necessidade de fogão ou outros equipamentos mais requintados.
- Os participantes devem se dividir entre as tarefas propostas, conforme já combinado e ilustrado na lousa.
- Devem executar as tarefas da forma mais independente possível, e quando em dupla pedir apoio ao seu(sua) parceiro(a).
- O terapeuta ocupacional deve permanecer por perto dos participantes a fim de auxiliá-los caso seja necessário. A ajuda deve ser dada sempre de maneira gradual, do mínimo apoio ao máximo, evitando fazer a atividade por eles.
- É importante evitar conflitos entre as duplas e no coletivo. Pedir respeito, paciência e parceria entre todos os participantes a fim de evitar intercorrências ou qualquer forma de constrangimento.
- Atenção aos materiais perfurocortantes. Os talheres e as facas devem ser monitorados e contados a fim de evitar intercorrências. A faca deve ser usada somente se for necessário e deve ser exclusivamente manuseada na presença do terapeuta ocupacional. A faca não deve ser afiada.

- Ao final, peça aos participantes que comentem como foi realizar as tarefas e os desafios de trabalhar em dupla e no coletivo.

Ver *slide* 8.4.

Instruções para o exercício 4

- Os utensílios para elaboração da mesa já devem estar separados em uma mesa pelo terapeuta ocupacional antes do início da atividade (toalha de mesa ou jogo americano, jogos de pratos e talheres, jarras, garrafa de café, copos e xícaras e guardanapo, entre outros).
- Peça aos participantes apenas que montem a mesa com os produtos já disponíveis para a sua preparação.
- A atividade deve ser coletiva, ou seja, todos devem se envolver na atividade até a sua conclusão.
- O terapeuta ocupacional deve permanecer perto dos participantes a fim de auxiliá-los caso seja necessário. A ajuda deve ser dada sempre de maneira gradual, do mínimo apoio ao máximo, evitando fazer a atividade por eles.
- Atenção aos materiais perfurocortantes. O conjunto de talheres deve ser monitorado e também contado a fim de evitar intercorrências. O uso da faca deve ser proposto somente se for necessário e deve ser exclusivamente na presença do terapeuta ocupacional. A faca não deve ser afiada.
- Ao final peça aos participantes que comentem como foi realizar a tarefa.

Ver *slide* 8.5.

Fechamento

Esta sessão deve ser finalizada com o agendamento da próxima e uma breve explanação sobre o seu tema, treino das atividades de vida diária avançadas e rotina, e a apresentação da tarefa de casa para a próxima sessão. Evidencia-se a necessidade da realização das tarefas de casa no processo de aprendizagem sobre o desempenho ocupacional, lembrando que darão início à sessão seguinte.

Instruções para a tarefa de casa para a próxima sessão

- Entrega da tarefa de casa, papel impresso com a explanação da atividade da semana. Fixação imediata da tarefa no caderno de tarefas de casa.
- No papel impresso é pedido a eles que tentem em suas casas reproduzir o preparo de alguns alimentos simples aprendidos durante esta sessão, para eles e para os demais moradores da casa.
- Os participantes podem imaginar alimentos a serem elaborados a partir dos itens disponíveis em suas casas e, assim, prepará-los e servi-los em uma mesa arrumada por eles mesmos.
- Também é pedido que busquem figuras representativas sobre o preparo de alimentos e as colem nos seus calendários semanais de rotina, enriquecendo-os.
- Também é pedido que busquem outras figuras que representem as atividades de vida diária instrumentais, que realizam em sua rotina: uso do telefone; oferecer cuidados a alguém, a uma planta ou um animal; fazer compras; manusear dinheiro; entre outras. Averiguar corretamente os dias e períodos das práticas destas atividades antes de colá-las no calendário semanal de rotinas.

Ver *slides* 8.6 e 8.7.

SESSÃO 9

Objetivo
Treino de atividades de vida diária avançadas e rotina.

Material
- Colchonetes e/ou almofadas.
- Jogos diversos para serem jogados em dupla ou grupo.
- Tarefas de casa impressas.

Procedimento

As Sessões 9 e 10 acontecem a partir do treino de atividades de vida diária avançadas e rotina. Encontram-se divididas em dois momentos (ou exercícios) cada.

O primeiro momento da Sessão 9 acontece para a conscientização e importância das atividades de vida diária avançadas e rotina. O segundo momento para o treino de uma das atividades de vida diária avançadas, atividades sociais – coletivas. Faz-se necessário o uso de atividades lúdicas como recurso de aprendizagem e processamento das informações, facilitando o engajamento na ocupação e o aprimoramento do desempenho ocupacional.

As atividades de vida diária avançadas fazem referência aos papéis sociais mais amplos e complexos da existência humana, que envolvem a manutenção da vida na comunidade e dão sustentação à vida em sociedade. Estas atividades exigem maior desenvoltura da pessoa no ambiente físico e social e uma maior habilidade do comportamento adaptativo.

As atividades de vida diária avançadas são caracterizadas pelas atividades mais complexas realizadas pelo ser humano no dia a dia, como relacionamentos sociais e amorosos, eventos familiares, atividades religiosas, trabalho, educação, atividade física, de entretenimento e lazer.

É necessário fomentar sobre a importância de realizá-las da maneira mais autônoma e independente possível e com uma boa qualidade e segurança. O treino de habilidades sociais se dará por meio de atividades que promovam a coletividade.

Mediação

- É importante que haja um espaço seguro e confortável a todos para que se possa realizar o treino das ocupações.
- Sempre antes das sessões, é necessário averiguar se os materiais que serão utilizados são suficientes a todos os participantes.
- É interessante que haja um espaço no ambiente livre de móveis para que todos possam se sentar de maneira confortável em colchonetes ou almofadas (se realmente todas as pessoas conseguirem se sentar no chão; caso alguém não consiga, podem se sentar em cadeiras).
- Apesar de ter um caráter coletivo, esta atividade deve também explorar a individualidade dos participantes. Cada um dos participantes deve ter a oportunidade de realizá-la de forma independente mesmo dentro do grupo. Caso alguém não consiga realizá-la sozinho, que tente fazer com o apoio de outras pessoas do grupo.
- Como é uma atividade de caráter coletivo, deve ser evitado qualquer conflito ou constrangimento entre os participantes. É importante que todos saibam respeitar a vez do outro e que consigam trabalhar em grupo.
- A presença do terapeuta ocupacional durante o exercício possibilita a observação dos participantes, podendo auxiliar na condução da atividade caso haja alguma dúvida, além de evitar conflitos ou intercorrências.
- Os participantes são informados de que a qualquer momento eles podem interromper os exercícios caso haja alguma dúvida em relação ao que está sendo exposto ou realizado naquele instante.
- O terapeuta ocupacional pode efetuar adaptações nas tarefas conforme evidencie qualquer necessidade ou utilizar algum equipamento de tecnologia assistiva para esta ou as próximas sessões, conforme disponibilidade.

Instruções gerais para todos os exercícios da sessão

- Para todas as etapas dos exercícios é necessário aguardar as instruções do terapeuta ocupacional para começarem todos juntos.
- A roda de conversa é livre. Fala o participante que se sentir mais à vontade, mas é importante o profissional estimular a todos que participem.
- Quando a proposta for uma roda de conversa é ideal criar um recurso visual que garanta que somente a pessoa que segura determinado objeto naquele momento possa falar e que não haja interrupções dos demais participantes. O uso de um bastão ou qualquer outro objeto sinalizador ajuda a garantir o respeito a quem está falando e ensina aos demais a esperarem a sua vez de falar.
- Durante os treinos das atividades coletivas é fundamental assegurar o respeito entre todos os participantes, garantir o engajamento deles nas propostas e evitar qualquer forma de constrangimento ou intercorrências entre eles.
- Para trabalhar as habilidades sociais é necessário sempre que haja regras combinadas e bom senso coletivo.
- Caso algum participante não queira realizar a atividade junto ao grupo, o terapeuta ocupacional pode interagir sozinho com ele para sua conclusão (ou seja, realizar uma atividade em dupla com este participante).
- Esta atividade é rica de detalhes para uma boa avaliação das habilidades sociais, ou seja, sobre as dificuldades e facilidades dos participantes de interagirem uns com os outros e no coletivo. Observar se os participantes sabem cumprir os acordos e se sabem esperar a sua vez na atividade.
- Ao final de todas as tarefas é pedido aos participantes que comentem como foi realizá-las e se apresentaram alguma dificuldade durante a execução.
- No final de cada sessão é apresentado o tema da próxima sessão e é entregue a tarefa de casa, com uma breve explicação da proposta e da orientação quanto à sua importância.

Não se esqueça

É importante retomar a atividade de casa e averiguar se houve dificuldades durante a sua execução. Em cada atividade deve haver um espaço para os pais ou responsáveis colocarem as suas observações. Neste espaço deve ser colocado se o ente conseguiu ou não fazer as atividades, quais foram as dificuldades e facilidades e se precisou de apoio.

Instruções para o exercício I

- Para iniciar a proposta de atividades de vida diária avançadas, cabe uma roda de conversa sobre os temas das relações sociais e amorosas, das atividades comunitárias e de lazer. Peça a eles que comentem suas práticas no dia a dia, com o maior número de detalhes possíveis.
- O profissional terapeuta ocupacional deve ficar sempre atento a qualquer comentário dos participantes sobre a presença ou não de dificuldades para participar destas atividades e de interagirem com as outras pessoas; e se apresentam alguma forma de privação para as práticas de atividades sociais, de lazer e física.
- Avaliar a possibilidade de associações das restrições nas participações sociais e de lazer ao contexto ambiental dos participantes, ou seja, pela escassez de recursos financeiros ou por fatores pessoais (referente às condições sociais, culturais, religiosas e arquitetônicas) que possam vir a limitar ou a barrar o seu desempenho ocupacional nas atividades de vida diária avançadas.
- Estimular as expressões das sensações (de alegria, felicidade, tristeza, medo, susto, irritação etc.), ao estar junto a outras pessoas; de namorar; de realizar atividades em grupo; de praticar atividades religiosas, de lazer e entretenimento; e atividades físicas.
- Assegurar que haja respeito e escuta entre os colegas. Que aprendam a escutar o outro e a contribuir com opiniões positivas.
- É interessante explorar as vivências dos participantes em relação às atividades de jogos coletivos. Em especial, sobre as oportunidades de praticá-las no seu dia a dia e as dificuldades identificadas durante o seu desempenho ocupacional.

Ver *slides* 9.1 a 9.3.

Instruções para o exercício 2

- É importante que haja no ambiente terapêutico um espaço exclusivo para os jogos e com as mais diferentes propostas (de tabuleiros, cartas, pedagógicos, eletrônicos, jogos com bola, entre outros).
- O terapeuta ocupacional deve dispor em sua sala de um armário de jogos ou uma mesa sobreposta com jogos variados.
- Informar aos participantes que a atividade do dia é de jogos coletivos e, portanto, devem ser jogados juntos. Os participantes devem escolher entre as opções de jogos disponíveis aqueles que possam ser jogados por mais de uma pessoa.
- A escolha pode ser por um único jogo para todos os participantes (a depender do número de pessoas presentes na sessão e o número de participantes máximo permitido por jogo) ou de um jogo para cada subgrupo de pessoas (no mínimo duas pessoas e/ou número máximo permitido por cada jogo).
- Os participantes devem ser instruídos a explorar os jogos disponíveis em sala e a escolher as opções que mais se identificam. O terapeuta ocupacional deve fornecer as informações mais relevantes de cada jogo (como as instruções gerais de como se joga e o número mínimo e máximo de participantes por jogo).
- Os participantes podem se juntar por afinidade entre eles ou pela preferência do jogo que querem jogar. A seleção das pessoas por jogo é livre e de escolha deles.
- Caso algum participante não queira jogar os jogos eleitos pelos demais, ou ainda, não queira estar junto com os demais, é possível que o terapeuta ocupacional forme uma dupla com ele e jogue junto.

Ver *slide* 9.4.

Fechamento

Esta sessão deve ser finalizada com o agendamento da próxima e uma breve explanação sobre o seu tema, continuidade do treino das atividades de vida diária avançadas – lazer, e a apresentação da tarefa de casa para a próxima sessão. É importante informar que a próxima sessão é a última do programa e que haverá uma confraternização de encerramento com um lanche da manhã ou da tarde, com a participação dos pais ou responsáveis. Evidencia-se a necessidade da realização das tarefas de casa no processo de aprendizagem sobre o desempenho ocupacional, lembrando que dará início à sessão seguinte.

Instruções para a tarefa de casa para a próxima sessão

- Entrega da folha de tarefas de casa. Peça aos participantes que a fixem imediatamente em seus cadernos de tarefa de casa.
- É pedido que eles tentem completar os seus cartões de calendário semanais com figuras condizentes às suas atividades de vida diária avançadas.
- Eles devem buscar e selecionar figuras que simbolizem realmente as suas atividades de vida diária avançadas e colem as imagens nos espaços condizentes à sua rotina em seus cartões de calendário semanal.
- Nesta tarefa pode haver ajuda de um responsável ou de alguém que conheça a sua rotina, caso seja necessário.

Ver *slides* 9.5 e 9.6.

SESSÃO 10

Objetivo
Treino de atividades de vida diária avançadas e rotina.

Material
- Colchonetes e/ou almofadas.
- Objetos e propostas de atividades diversas.
- Folha de tarefa de casa.

Procedimento

A Sessão 10, a última deste programa, acontece em continuidade à proposta da Sessão 9 sobre as atividades de vida diária avançadas e rotina. Nesta sessão acontece o treino de outra atividade, a de lazer. Faz-se necessário o uso de comunicações simples e de atividades interativas como recurso de aprendizagem e processamento das informações, facilitando o engajamento na ocupação e o aprimoramento do desempenho ocupacional.

A repetição das orientações quanto à importância das atividades de vida diária avançadas para uma vida mais autônoma e independente é necessária, promovendo uma maior participação na comunidade e sustentação da vida em sociedade. O treino da atividade de lazer se dá por meio de atividades interativas e de livre escolha, que podem ser praticadas de maneira individual ou coletiva, de acordo com o desejo de cada participante. É importante fomentar que a atividade de lazer se caracteriza fundamentalmente pela liberdade de fazer escolhas do que fazer no momento livre. É praticar algo que deseja e lhe dá prazer e que seja desprovido de qualquer tipo de obrigação.

Mediação

- É importante que haja um espaço seguro e confortável a todos para que se possa realizar o treino das ocupações.
- Sempre antes das sessões, averiguar se os materiais que serão utilizados são suficientes a todos os participantes.
- Assegurar que o ambiente está seguro e livre de materiais perfurocortantes que possam gerar riscos à vida. Sempre averiguar se estes materiais foram armazenados e trancados em lugares corretos e de forma segura, não facilitando o acesso dos participantes a eles.
- É importante que haja um espaço livre e cheio de oportunidades por objetos e atividades. Os objetos e as propostas de atividades devem estar visíveis e espalhados por todos os espaços, garantindo assim a sua melhor visualização e a exploração mais completa dos itens pertencentes a este ambiente.
- É necessário informar que a escolha pela atividade deve ser livre e de desejo dos participantes, podendo ser realizada de forma individual, em pares ou em grupos.
- A presença do terapeuta ocupacional durante os exercícios possibilita a observação dos participantes, podendo auxiliar na condução das atividades caso haja alguma dúvida, além de evitar conflitos ou intercorrências.
- Os participantes são informados de que podem interromper os exercícios a qualquer momento caso haja alguma dúvida em relação ao que está sendo exposto ou realizado naquele instante.
- O terapeuta ocupacional pode efetuar adaptações nas tarefas conforme evidencie qualquer necessidade ou utilizar algum equipamento de tecnologia assistiva para esta sessão, conforme disponibilidade.
- É importante orientar que esta sessão será a última do programa. No final da sessão haverá um café da manhã ou da tarde de confraternização, com a participação dos pais e/ou responsáveis.

Observação: é importante averiguar antes do planejamento da sessão e seleção dos alimentos que serão servidos na confraternização se há algum participante com algum tipo de restrição alimentar, seja por problemas clínicos, alérgicos ou outros que mereçam atenção e cuidado.

Instruções gerais para todos os exercícios da sessão

- Para todas as etapas dos exercícios é necessário aguardar as instruções do terapeuta ocupacional para começarem todos juntos.
- É importante que haja um espaço livre e diversificado de objetos e por atividades (costura, pintura, jogos, mosaico, jardinagem, tapeçaria, música, entre outros). O mais importante é que os participantes consigam por si só escolher o que desejam fazer de atividade de lazer, sem qualquer influência de outra pessoa, a menos que queiram fazer algo junto com outra pessoa.
- A oferta da livre escolha permitirá ao terapeuta ocupacional avaliar a capacidade de autonomia dos participantes, o quanto eles conseguem decidir ou não o que querem fazer sem a ajuda de outra pessoa.
- Durante os treinos das atividades de vida diária avançadas será fundamental garantir o respeito entre os participantes e evitar qualquer constrangimento entre eles, assim como assegurar o engajamento de todos os participantes nas propostas.
- Ao final de todas as tarefas será pedido que os participantes comentem como foi realizá-las e se apresentaram alguma dificuldade durante a sua execução.
- No final da sessão acontecerá a confraternização com os pais e/ou responsáveis e o encerramento do programa.
- Devem ser agendadas as últimas duas avaliações complementares ao programa (uma data para avaliação após uma semana do encerramento do programa e outra data para avaliação depois de três meses).

Não se esqueça

É importante retomar a atividade de casa e averiguar se houve dificuldades durante a sua execução. Em cada atividade deve haver um espaço para os pais ou responsáveis colocarem as suas observações. Neste espaço deve ser colocado se o ente conseguiu ou não fazer as atividades, quais foram as dificuldades e facilidades, e se precisou de apoio.

Instruções para o exercício 1

- Antes de iniciar as últimas propostas de atividades do programa, cabe uma roda de conversa sobre os temas das relações sociais, comunitárias e de lazer. Peça aos participantes que comentem suas práticas nas últimas semanas e os seus desejos por mais atividades destes tipos nas suas rotinas.
- Esta roda de conversa deve ter um caráter mais livre do que as já realizadas em outras sessões deste programa. Podem ser utilizadas almofadas e colchonetes para tornar o ambiente mais despojado e aconchegante (ou mais simples e leve).
- Estimular que os participantes comentem momentos felizes das suas vidas praticando atividades de lazer e socialização e que eles discorram sobre as atividades de lazer que mais os motivam e que mais gostam de fazer, como: viajar; ir ao cinema, ao teatro, ao parque e as festas; sair com os amigos e familiares; visitar amigos e parentes; jogar videogame; assistir filmes e séries; entre outras possíveis atividades prazerosas.
- É interessante explorar as vivências dos participantes em relação às suas atividades de lazer, como eles as realizam e como se sentem quando estão praticando-as.
- O profissional terapeuta ocupacional deve ficar sempre atento a qualquer comentário dos participantes sobre a presença de dificuldades para participarem de atividades de lazer e de não conseguirem interagir socialmente; e se apresentam alguma forma de privação para as práticas destas atividades.
- Avaliar a possibilidade de associações das restrições nas participações de atividades de lazer ao contexto ambiental dos participantes, como a presença de escassez de recursos ou fatores pessoais que possam vir a limitar ou barrar o seu desempenho ocupacional (referente às condições sociais, culturais, religiosas, arquitetônicas, entre outras).

Ver *slide* 10.1.

Instruções para o exercício 2

- Exploração de objetos e propostas de atividades espalhadas pelos diferentes ambientes da sala (jogos, pintura em tela, desenho, instrumentos musicais, canto, bola, costura, uso do computador e outros), que podem ser feitas de forma individual, em dupla ou no coletivo.

- Os participantes devem definir a atividade de lazer que desejam realizar e, caso queiram, convidar mais pessoas para participar com eles.
- A partir da definição da atividade é possível selecionar os objetos e os materiais para a sua execução.
- A prática da atividade deve ser livre e desprovida de regras.

Ver *slides* 10.2 e 10.3.

Encerramento

Esta sessão é finalizada com a confraternização. Deve ser oferecido um lanche da manhã ou da tarde aos participantes com os pais e/ou responsáveis. De forma coletiva e descontraída, fazer o fechamento do programa, com livre espaço para comentários e sugestões. Ao final do evento reforçar a todos sobre a importância de manter o aprendizado das sessões em casa e estimular a autonomia e independência dos participantes durante o desempenho das ocupações. O caderno de tarefas deve ser consultado sempre que houver necessidade. O calendário semanal de rotina deve fazer parte do dia a dia dos participantes, auxiliando no monitoramento das ocupações.

REFERÊNCIAS BIBLIOGRÁFICAS

1. Kielhofner G, Burke JP. Modelo da ocupação humana: parte I. Tradução: Maria Auxiliadiora Cursino Ferrari. Rev Ter Ocupacional USP. 1990;1(1):55-67.
2. Organização Mundial da Saúde (OMS). Centro Colaborador da Organização Mundial da Saúde para a Família de Classificações Internacionais. CIF: Classificação Internacional de Funcionalidade, Incapacidade e Saúde. [coordenação da tradução: Cassia Maria Buchalla]. São Paulo: Edusp; 2003.
3. Black DW, Grant JE. Guia para o DSM-5: complemento essencial para o Manual Diagnóstico e Estatístico de Transtornos Mentais. Porto Alegre: Artmed; 2014.
4. Aguiar AAR. Deficiência intelectual, envelhecimento e neurociência. Revista Deficiência Intelectual. 2015;9.
5. Katz N. Neurociência, reabilitação cognitiva e modelos de intervenção em terapia ocupacional, 3ª ed. São Paulo: Santos; 2014.
6. Vezzá FMG, Martins EF. Sensação, percepção, propriocepção? Rev Bras Ciências da Saúde. 2008;15.

MATERIAIS DE APOIO E BREVE CONSULTA

- Abrisqueta-Gomez J, Santos FH. Reabilitação neuropsicológica da teoria à prática. Porto Alegre: Artes Médicas, 2006.
- Alves ALA, Mariani MMC, Ferreira PB, Oliveira AM. Terapia ocupacional nos transtornos do impulso. In: Tavares H, Abreu CN, Seger L, et al. Psiquiatria, saúde mental e a clínica da impulsividade, 2. ed. Santana de Parnaíba: Manole; 2021. p. 418-34.
- Cavalcanti A, Galvão C. Terapia ocupacional: fundamentação & prática. Rio de Janeiro: Guanabara Koogan, 2007.
- Chern J, Kielhofner G, De Las Heras CG, Magalhaes LC. The Volitional Questionnaire: Psychometric development and practical use. Am J Occupational Ther. 1996;50:516-25.
- Ferrari MAC. Kielhofner e o modelo de ocupacao humana. Rev Ter Ocupacional USP. 1991;2(4):216-9.
- Girardi M, Portella MR, Colussi EL. O envelhecimento em deficientes intelectuais. RBCEH, Passo Fundo. 2012;9(Supl.1):79-89.
- Grieve J, Gnanasekaran L. Neuropsicologia para terapeutas ocupacionais: cognição no desempenho ocupacional, 3. ed. São Paulo: Santos; 2010.
- Katz N, Keren N. Effectiveness of occupational goal intervention for clients with schizophrenia. Am J Occupational Ther. 2011;65:287-96.
- Katz N. Neurociência, reabilitação cognitiva e modelos de intervenção em terapia ocupacional, 3ª ed. São Paulo: Santos; 2014.
- Keren N, Gal H, Dagan R, Yakoel S, Katz N. Treatment of executive function deficits in individuals with schizophrenia: presentation of two treatment methods with case examples. Israeli J Occupational Ther. 2008;17:H97-117.
- Kielhofner G, Burke JP. Occupational therapy after 60 years: an account of changing identity and knowledge. Am J Occupational Ther. 1997;31:675-89.
- Li Y, Kielhofner G. Psychometric properties of the Volitional Questionnaire. Israel J Occupational Ther. 2004;13:E85-E98.
- Loschiavo-Alvares FQ, Wilson B (orgs.). Reabilitação neuropsicológica nos transtornos psiquiátricos. Belo Horizonte: Artesã; 2020.
- Malloy-Diniz LF, Carvalho AM. O exame neuropsicológico e suas contribuições à psiquiatria. Psiquiatr Biol. 2001;9(2):66-77.
- Miguel EC, Lafer B, Elkis H, Forlenza OV (orgs.). Clínica psiquiátrica: a visão do Departamento e do Instituto de Psiquiatria do HCFMUSP, 3 vols. Barueri: Manole; 2021.
- Monteiro L, Louzã MR. Alterações cognitivas na esquizofrenia: consequências funcionais e abordagens terapêuticas. Rev Psiq Clín. 2007;34(2):179-83.
- Organização Mundial da Saúde (OMS). Centro Colaborador da Organização Mundial da Saúde para a Família de Classificações Internacionais. CIF: Classificação Internacio-

nal de Funcionalidade, Incapacidade e Saúde. [coordenação da tradução: Cassia Maria Buchalla]. São Paulo: Edusp; 2003.

- Organização Mundial da Saúde (OMS). Como usar a CIF: um manual prático para o uso da Classificação Internacional de Funcionalidade, Incapacidade e Saúde (CIF). Versão preliminar para discussão. Genebra: OMS; 2013. Disponível em: http://www.fsp.usp.br/cbcd/wp-content/uploads/2015/11/Manual-Prático-da-CIF.pdf.
- Reid D. The influence of a virtual reality leisure intervention program on the motivation of older adult stroke survivors: a pilot study. Phys Occupational Ther Geriat. 2003;21(4):1-19.
- Rossler, W. Psychiatric reahbilitation today: na overview. World Psych. 2006;5(3):151-7.
- Serafim AP, Rocca CCA, Gonçalves P (orgs.). Intervenções neuropsicológicas em saúde mental, 1. ed. Barueri: Manole; 2020.
- Vieira J. Reabilitação cognitiva na esquizofrenia. Revista do Serviço de Psiquiatria do Hospital Prof. Doutor Fernando Fonseca, EPE. 2013;11(2).
- Vizzotto ADB, Celestino D, Buchain PC, et al. A pilot randomized controlled trial of the Occupational GoalIntervention method for the improvement of executive functioning inpatients with treatment-resistant schizophrenia. Psychiatry Research. 2016;245;148-56.
- Vizzotto ADB. Estudo randomizado e controlado para avaliar a eficácia da terapia ocupacional na reabilitação de funções executivas em pacientes com esquizofrenia resistente ao tratamento. Tese de Doutorado: Universidade de São Paulo. Disponível em: https://www.teses.usp.br/teses/disponiveis/5/5142/tde-20032019-161000/pt-br.php.
- Wilson BA. Reabilitação das deficiências cognitivas. In: Nitrini R, Caramelli P, Mansur LL. Neuropsicologia das bases anatômicas à reabilitação. São Paulo: Clínica Neurológica HCFMUSP; 1996. p. 314-346.

ÍNDICE REMISSIVO

A

Adaptações nas tarefas 14
Alimentar-se 32
Alimentos 52
Ambiente 2
Aprendizado dos exercícios 5
Apresentar e explorar o ambiente 1
Armário 16
Arrumar a cama 44
Atividade
  complementar à de banho 33
  de arrumação e limpeza do dormitó-
    rio 46
  de autocuidado 31
  de banho 39
  de lazer 63
  de vida diária básica na rotina 29
  de vida diária instrumental 43
  dirigida para fotografias espontâneas
    2
  lúdica 57
  mais complexa 57
  sensoperceptiva 13
Autocuidado 38

B

Banho 29, 32, 33, 37
Bastão 3

C

Caderno de tarefas de casa 5
Café da manhã 52

Calendário semanal de rotina 33, 41,
  67
Cinco sentidos 13
Cinema 66
Cômodos da própria casa 11
Confraternização com os pais e/ou
  responsáveis 65
Conhecimento do espaço 4
Conscientização sobre as atividades de
  vida diária básicas 29
Construção de vínculos 1
Contato entre os participantes 1, 7
Costura 65, 67
Cuidado com o corpo 30, 32

D

Déficits cognitivos e funcionais 2
Degustação 23
Desconforto 8
Desejo dos participantes de querer
  voltar 1
Desempenho
  funcional 19
  ocupacional 10
Desenho 66
Dormir 32

E

Elaboração da mesa de refeição 54
Encerramento do programa 65
Engajamento 1
Escovação dos dentes 29, 32, 33

Estimulação auditiva 18
Estímulos 14
  auditivos 17
  gustativos 23
  táteis 25
  visuais 15
Exploração dos ambientes da própria
    casa 6

F

Fase de exploração 3
  do ambiente 1
Fase de interação 9
  com o ambiente 2
Fazer compras 55
Festas 66
Figuras de atividades de autocuidado
    35
Formação dos vínculos 1
Fotografar o ambiente 2
Fotografias espontâneas 7
Função perceptiva 13
Função sensorial 13

H

Habilidades sociais 59
Higiene pessoal 29

I

Iluminação do ambiente 2
Interação com o ambiente 1, 7
Interpretação 13

J

Jardinagem 65
Jogos 65, 66

L

Lazer 66

M

Manipulação dos objetos 4
Manusear dinheiro 55
Materiais diversos no espaço 2

Materiais perfurocortantes 8, 50
Momento de exploração 4
Mosaico 65
Motivação 1
  engajamento por ocupações 7
Música 65

N

Nome do objeto 15

O

Oferta de ajuda 22

P

Parque 66
Percepção 13
Pintura 65
  em tela 66
Pote de alimentos 23
Preparo dos alimentos 51
Processo da construção de vínculos 7

R

Refeição 51
Roda de conversa 4, 8
Rotina 32

S

Sensações 60
Sensopercepção 13, 21
Simulação de um dormitório 43
Sons referentes às imagens impressas
    nos papéis 17

T

Talheres 53
Tapeçaria 65
Tarefas
  de casa 5
  do autocuidado 29
Teatro 66
Tecnologia assistiva 3
Tirar o pó dos móveis 44
Treino

da escovação dos dentes 30
das atividades coletivas 59
das ocupações 64
de atividades de vida diária avança-
    das e rotina 57
de atividades de vida diária básicas e
    rotina 29, 37
de atividades de vida diária instru-
    mentais e rotina 43, 49
gustativo 26
olfativo 26
tátil 26

Trocar de roupa 32

U

Uso
  do vaso sanitário 32
  do computador 67

V

Varrer o quarto 44
Vendas de olhos 24
Vestir-se 32
Viajar 66

SLIDES

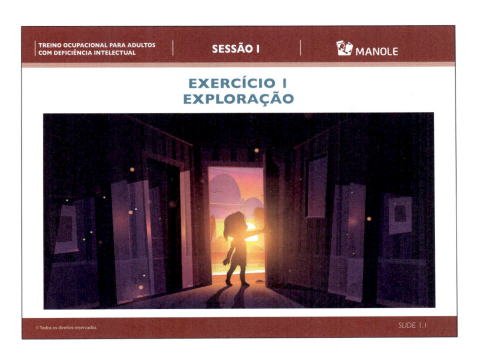

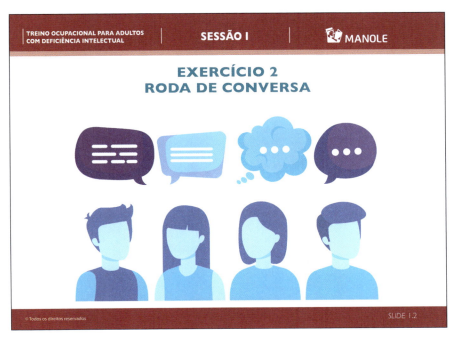

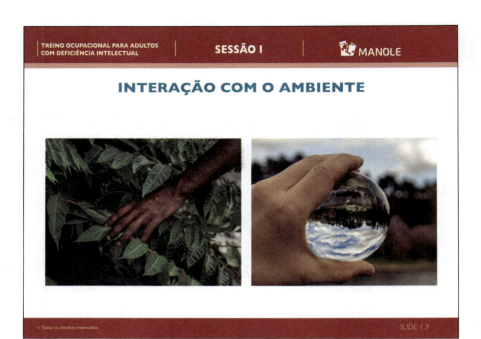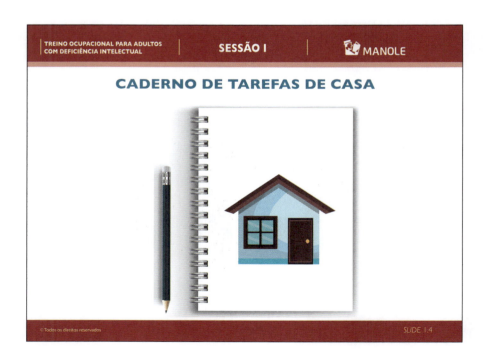

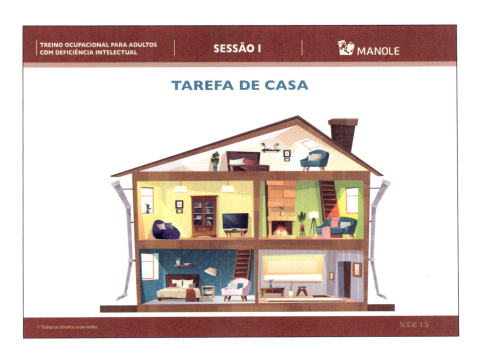

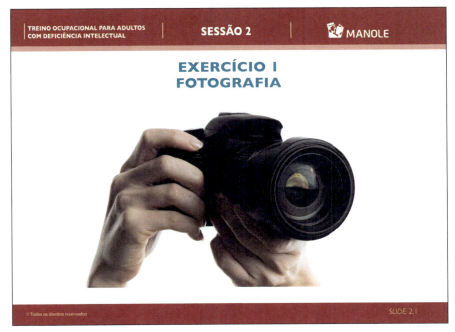

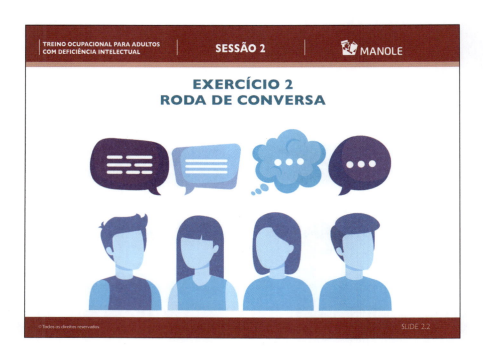
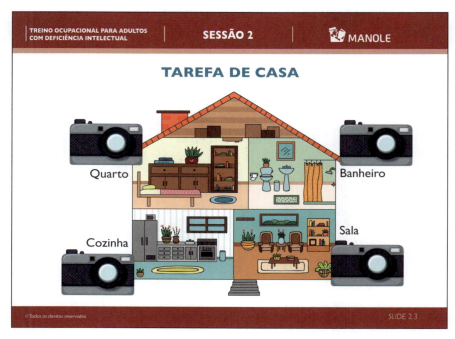

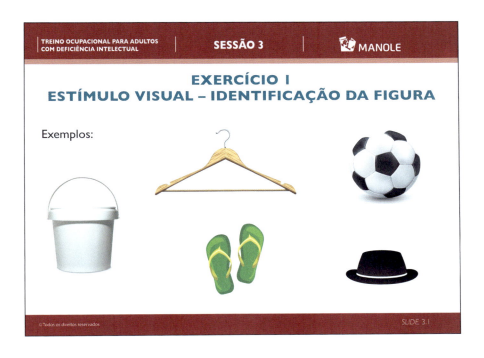
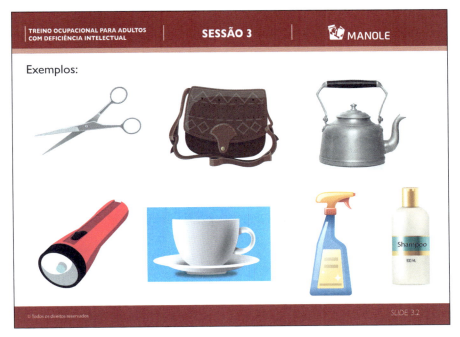

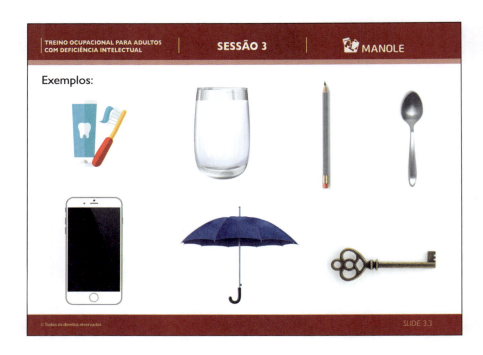

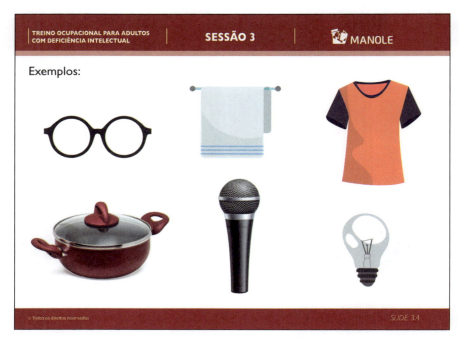

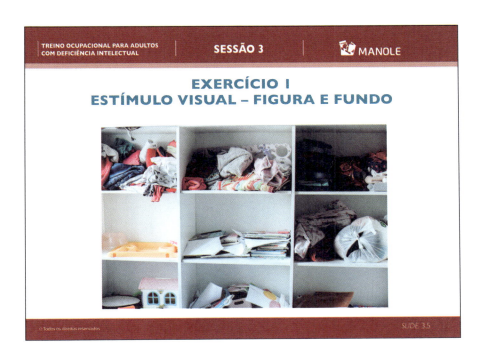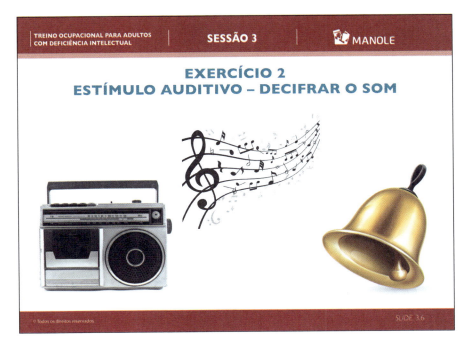

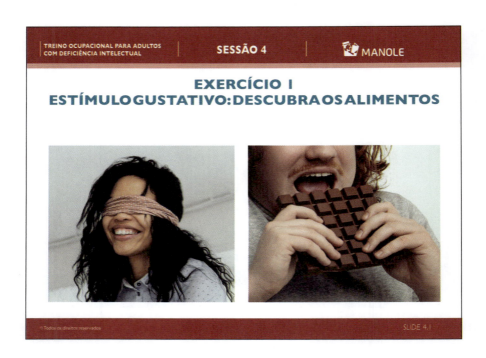

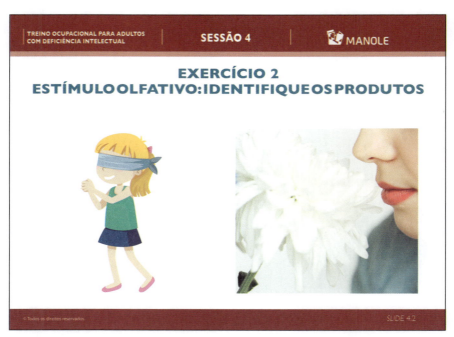

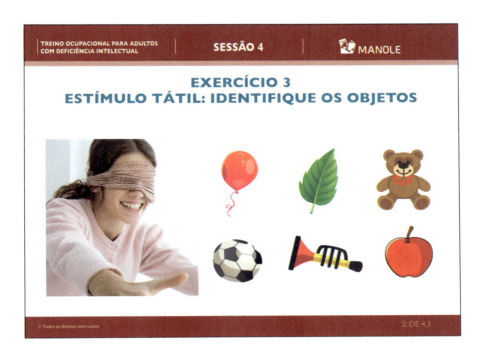

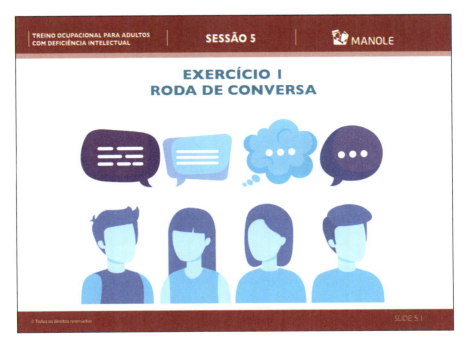

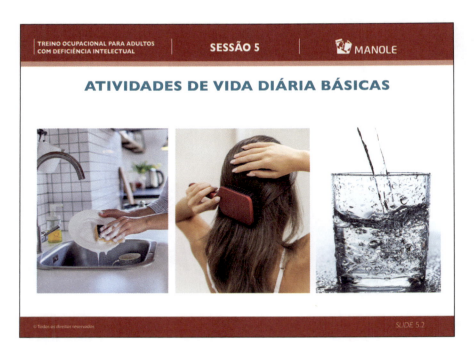
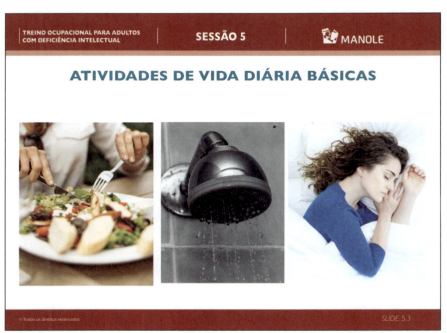

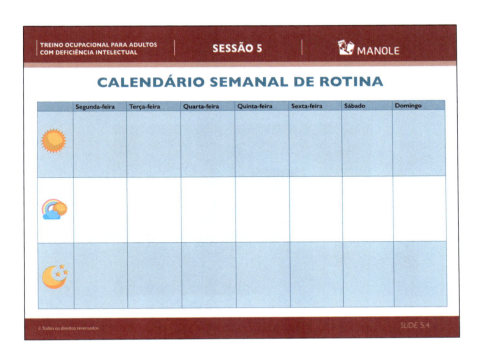
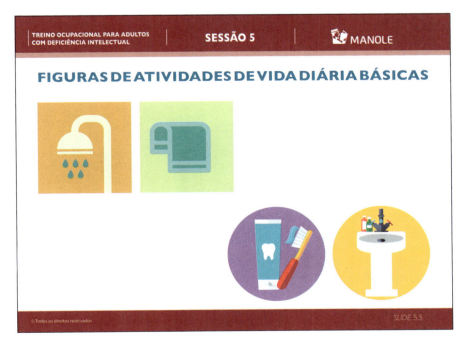

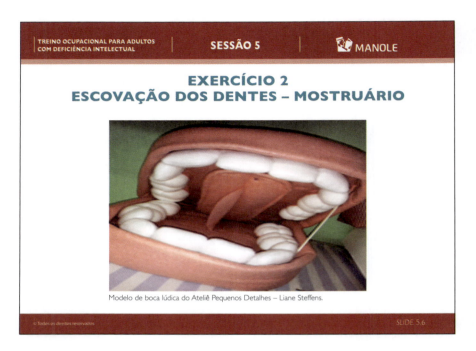

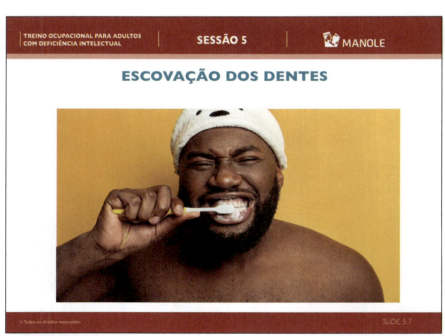

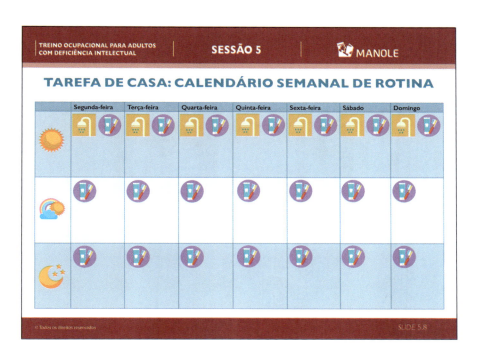
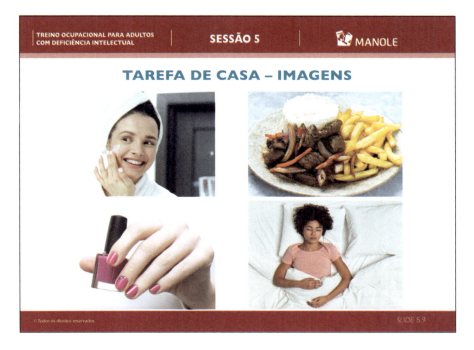

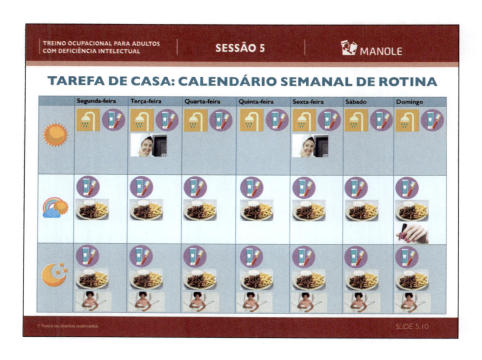

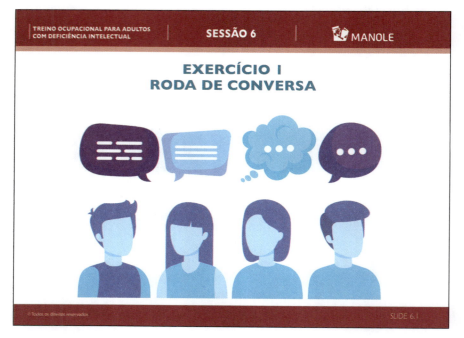

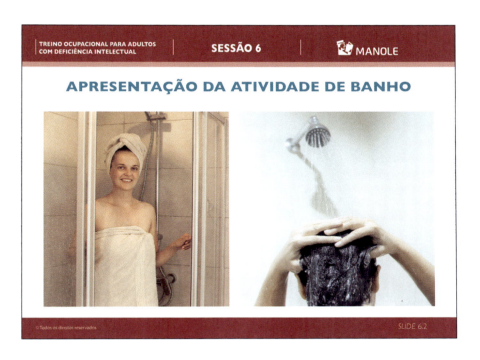

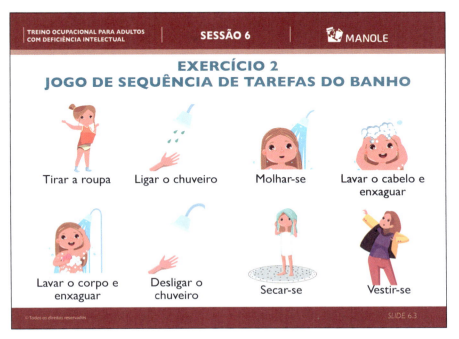

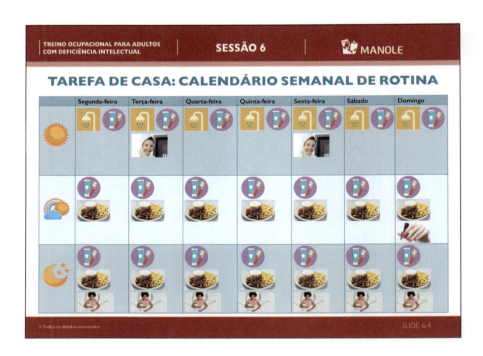

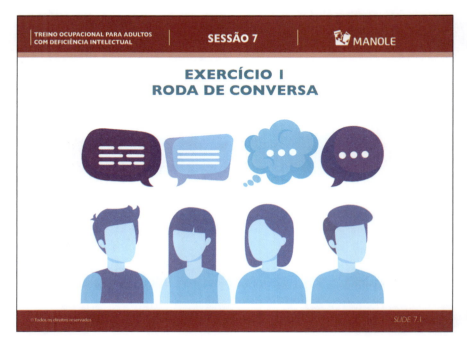

ATIVIDADES DE VIDA DIÁRIA INSTRUMENTAIS

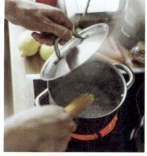
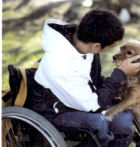
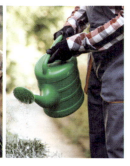

SLIDE 7.2

ATIVIDADES DE VIDA DIÁRIA INSTRUMENTAIS

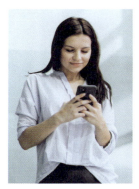
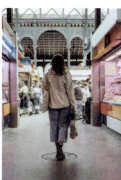
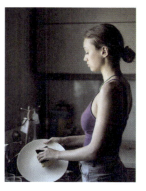

SLIDE 7.3

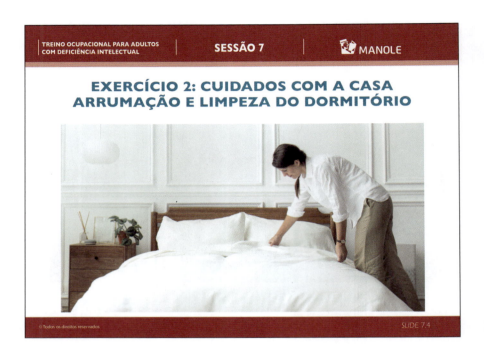

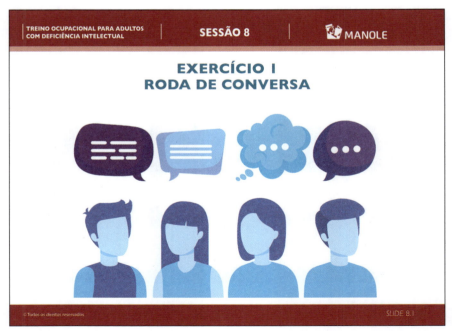

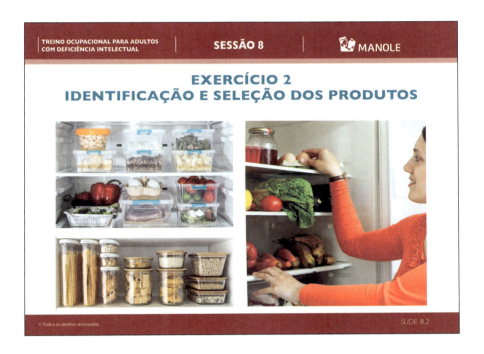

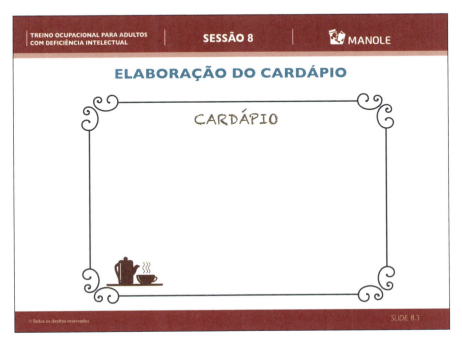

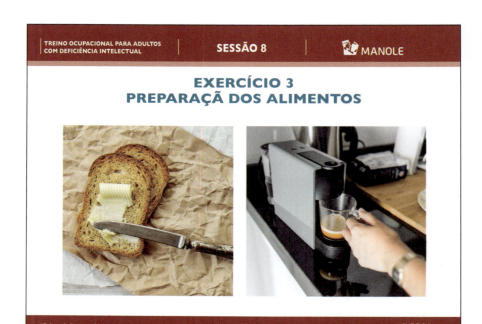

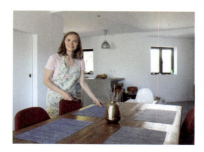
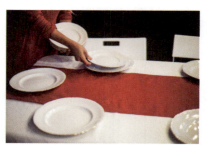

SESSÃO 8

FIGURAS DE ATIVIDADES DE VIDA DIÁRIA INSTRUMENTAIS

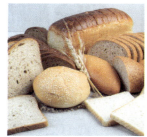
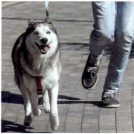
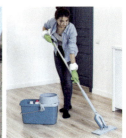

SLIDE 8.6

SESSÃO 8

TAREFA DE CASA: CALENDÁRIO SEMANAL DE ROTINA

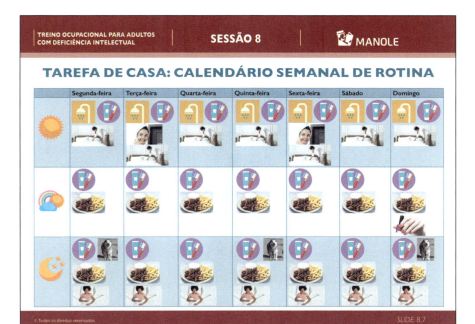

SLIDE 8.7

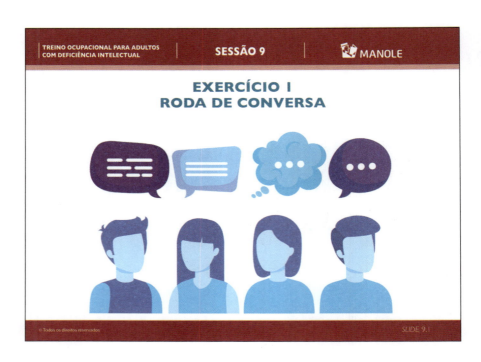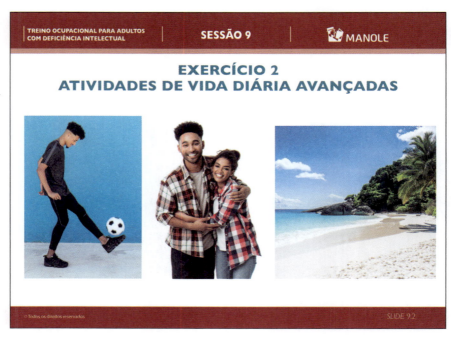

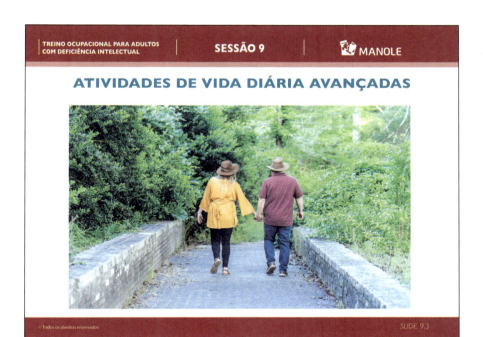
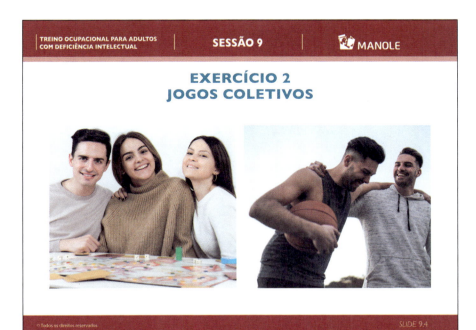

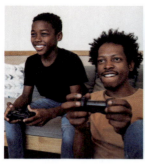
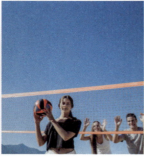
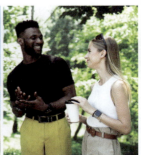
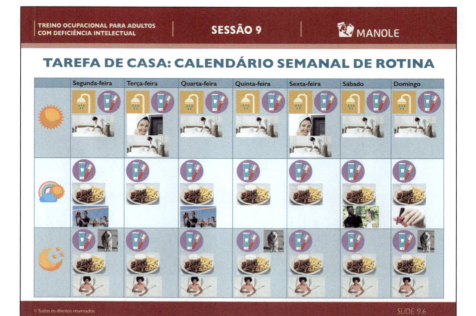

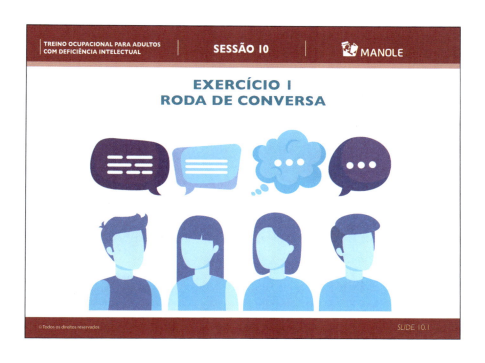
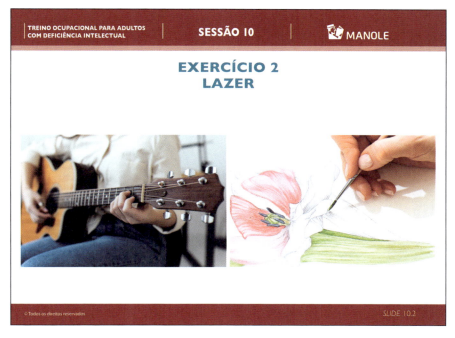

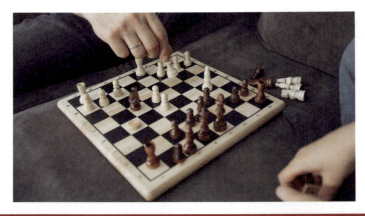

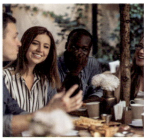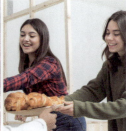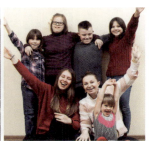

CONHEÇA OUTROS TÍTULOS
DA SÉRIE PSICOLOGIA E NEUROCIÊNCIAS

- *Estimulação cognitiva de idosos*

- *Estimulação da atenção de crianças e adolescentes*

- *Estimulação da capacidade de tomada de decisões*

- *Estimulação da memória*

- *Estimulação das habilidades pragmáticas*

- *Estimulação do raciocínio abstrato*

- *Reabilitação cognitiva funcional de crianças e adolescentes*

- *Reconecta: atendimento de pacientes sem comunicação verbal*

- *Relaxamento psicomotor e consciência corporal*

- *Treino cognitivo com o uso do xadrez*

- *Treino cognitivo de planejamento*

- *Treino cognitivo para transtornos mentais graves*

- *Treino de funções executivas e aprendizado*

- *Treino em reconhecimento de emoções*

- *Treino funcional para ocupações e organização da rotina*

- *Treino ocupacional para adultos com deficiência intelectual*

Estimulação da Cognição em Crianças

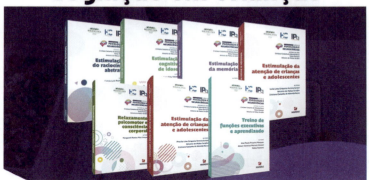

Aprendizado para Adultos

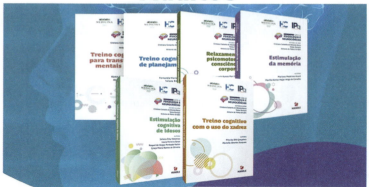

Cognição Social

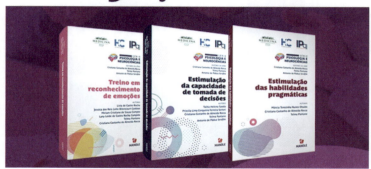